中西医耳鼻咽喉科临床技能实验实训教程

主编 田理

全国百佳图书出版单位

中国中医药出版社

·北 京·

图书在版编目（CIP）数据

中西医耳鼻咽喉科临床技能实验实训教程 / 田理主编 . —北京：中国中医药
出版社，2023.7
ISBN 978-7-5132-4680-4

Ⅰ . ①中…　Ⅱ . ①田…　Ⅲ . ①耳鼻咽喉病—中西医结合疗法—教材
Ⅳ . ① R760.5

中国国家版本馆 CIP 数据核字（2023）第 032416 号

中国中医药出版社出版

北京经济技术开发区科创十三街 31 号院二区 8 号楼
邮政编码　100176
传真　010-64405721
河北省武强县画业有限责任公司印刷
各地新华书店经销

开本 787×1092　1/16　印张 8.25　字数 183 千字
2023 年 7 月第 1 版　2023 年 7 月第 1 次印刷
书号　ISBN 978-7-5132-4680-4

定价　49.00 元
网址　www.cptcm.com

服 务 热 线　010-64405510
购 书 热 线　010-89535836
维 权 打 假　010-64405753

微信服务号　zgzyycbs
微商城网址　https://kdt.im/LIdUGr
官 方 微 博　http://e.weibo.com/cptcm
天猫旗舰店网址　https://zgzyycbs.tmall.com

如有印装质量问题请与本社出版部联系（010-64405510）

《中西医耳鼻咽喉科临床技能实验实训教程》编委会

编写说明

随着中医药高等教育的不断深化与发展，强化临床教学过程中的实践环节，提高学生临床实践操作能力，培养医学生运用中医思维解决分析临床问题的能力，成为中医药实践教学亟须解决的重要问题，也是中医住院医师规范化培训的重要组成部分。目前多数中医院校主要通过临床见习和实习来培训医学生临证实践能力，这一传统模式的内涵已不能适应社会发展需要。针对以上问题，本教材紧扣大纲，立足临床，注重辨证论治思维培养和中西医常规检查与技能操作的训练。

本教程共分为三篇：第一篇为鼻科常见疾病，第二篇为耳科常见疾病，第三篇为咽喉科常见疾病。每个疾病原则上包含临证备要、辨证论治要点、临床案例、检查操作、治疗操作五大部分。教程创新性地引入思维导图模块，使学生能够提纲挈领地把握疾病重难点。同时本教程突出"临床实用性"，注重提高学生临证思维能力和专业知识水平，切实提升学生中西医临床诊疗技能及规范处理耳鼻咽喉科常见病、多发病及疑难急重症的能力。本教材可供高等中医院校五年制及长学制中医学、中西医结合专业、中医耳鼻咽喉科学专业研究生、耳鼻咽喉科住院医师及其他专业临床医师使用。

本教材作为国内第一本中西医耳鼻咽喉科学临床技能实训教程，在编写过程中参考了阮岩教授和田理教授主编的国家卫生健康委员会"十四五"规划教材《中医耳鼻咽喉科学》，以及田理教授和张燕平教授主编的高等中医药院校西部精品教材《中西医临床耳鼻咽喉科学》，在此谨对以上书籍的编者表示诚挚敬意。

由于编者水平和能力有限，书中的不足及纰漏之处在所难免，恳请选用本教材的师生在使用中提出宝贵的意见和建议，以期今后再版修订提高。

编　者

2023 年 3 月 20 日

目　录

第一篇 鼻科常见疾病

第一章 鼻骨骨折及鼻腔异物 ▷▷▷▷

第一节 鼻骨骨折

鼻骨骨折是因鼻部遭受撞击、跌碰损伤等所致。鼻骨骨折程度依外力的强度及方向而异，多为塌陷性骨折，或一侧隆起，对侧下陷。有的同时合并鼻中隔骨折及眶内壁骨折。本病属于中医学"鼻损伤"范畴。

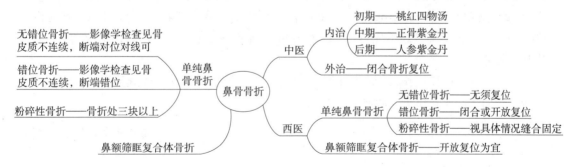

【临证备要】

1. 鼻骨骨折要注意患者的外伤史，注意与病理性骨折鉴别。

2. 肿胀明显可以掩盖外鼻畸形。擤鼻后可出现伤侧下眼睑、颜面部皮下气肿。鼻中隔若受累可有血肿、移位等产生的鼻塞、下段鼻梁塌陷等症状。若鼻中隔血肿继发感染，则引起鼻中隔脓肿，导致软骨坏死、鞍鼻畸形。

【辨证论治要点】

本病在及时外治止血和矫正的基础上，若疼痛较重者，治疗以活血通络、行气止痛为主，尤其是使用行气消肿药可以起到较好的止痛效果。

损伤较重者，初期以活血祛瘀、行气止痛为主，加快瘀血的吸收，以利消肿；中期为气虚血瘀之虚实夹杂证，则应行气活血、和营生新，以利伤口愈合；后期气血不足宜补气养血、滋补肝肾，以利康复。

桃红四物汤兼具祛瘀、养血、行气之功效，是治疗本病的主方，但各阶段的加减药物应视证情随时调整。

【临床案例】

俞某，男，39岁。鼻骨骨折伴头部外伤。

初诊：1994年2月28日。3周前跌伤，前额头面部着地，急诊检查鼻骨粉碎性骨折，额部挫伤。自感额部麻木，嗅觉消失。检查头额部，鼻部肿胀压痛，鼻孔通气。夜寐不佳，头痛，胃纳差。诊断为额部挫伤，头颅震动；鼻骨骨折，瘀滞络道不畅。脉弦，苔腻。

治疗：拟健脾活血，长骨止痛消肿，安神。孩儿参15g，陈皮6g，白术9g，茯苓9g，六神曲9g，生地黄12g，赤芍9g，川芎9g，丹参9g，骨碎补9g，远志6g，石菖蒲4.5g，青龙齿12g（先煎），煅牡蛎12g（先煎），炒枣仁9g，夜交藤12g，落得打9g，甘草3g。服7剂。3月5日二诊，疼痛好转，肿胀明显，鼻部胀紧，苔腻渐化，胃纳较香，再治以活血化瘀，长骨安神。原方去陈皮、白术、六神曲、远志、甘草，加参三七6g，土鳖虫4.5g，延胡索9g，桃仁9g，丹皮4.5g。3月26日第三诊时鼻部面部肿痛显著消退。头昏头胀睡眠不佳，再治以活血醒脑，开窍安神。方用川芎9g，丹参9g，菊花9g，枸杞子9g，远志6g，石菖蒲6g，白蒺藜9g，枣仁9g，夜交藤12g，青龙齿12g（先煎），煅牡蛎12g（先煎），石莲肉9g，合欢皮12g。服7剂。之后又经二诊，共五诊而愈。

按：李国衡以魏氏伤科川芎钩藤汤为基础方，根据临证表现，或醒脑开窍，或重镇安神，或加强活血化瘀等，收到良好疗效。

（摘自《李国衡医案》）

【检查操作】

1. 外鼻检查

（1）外鼻望诊：检查环境须明亮安静，于自然光或额镜反光下观察外鼻形态、颜色，观察有否畸形、缺损、肿胀、瘘口或异常膨隆，外鼻皮肤有无充血、红肿、破损、皲裂、新生物等。鼻梁歪斜、单侧鼻背塌陷可见于鼻骨骨折。

（2）外鼻触诊：患者取坐位，检查者立于受检者前方，以手轻触外鼻鼻翼、鼻根、鼻梁等处，了解鼻梁的连续性，外鼻有无触痛、红肿、硬结，局部隆起处有无波动感。鼻梁连续性消失、局部红肿压痛可见于鼻骨骨折；局部触痛，可感到两侧鼻骨不对称，有时有骨摩擦感或骨摩擦音。如伴有鼻腔黏膜撕裂，则擤鼻后可出现鼻部皮下气肿，触之有捻发感。

2. 影像学检查　X线鼻骨正、侧位摄片，鼻骨CT（首选水平位）。可见鼻骨局部骨折线，粉碎性骨折或者断端错位。

【治疗操作】

鼻骨骨折闭合复位术

1. 目的　复位骨折的鼻骨，以免影响鼻腔的生理功能或后遗难治性畸形。

2. 适应证　鼻骨骨折后鼻梁变形，鼻骨下陷性骨折和鼻中隔骨折，触诊有骨摩擦感。鼻骨X线显示骨折错位。10天以内的骨折。

3. 禁忌证　如有严重高血压、冠心病，外伤后恶化，应待病情稳定后再行骨折复位。

4. 操作前准备　物品准备：复位钳、脑棉片、0.1% 肾上腺素、奥布卡因凝胶、填塞材料（明胶海绵或可降解耳鼻止血棉或凡士林油纱）。

5. 操作步骤　先用0.1% 肾上腺素1mL+ 奥布卡因凝胶5mL棉片行鼻腔黏膜表面麻醉，小儿可在全身麻醉下进行。

（1）单侧骨折：将鼻骨复位钳一叶伸入鼻腔，一叶置于鼻外，将钳闭合，钳住软组织与骨折片，稍加拧动，并用手指在鼻外协助复位。复位后行鼻腔填塞。如无鼻骨复位钳，也可用鼻骨膜分离器或钝头弯血管钳代替。

（2）双侧骨折：一手用鼻骨复位钳伸入两侧鼻腔至骨折部位的下后方，向前上方轻轻抬起鼻骨，此时常可闻及鼻骨复位声。另一手在鼻外协助复位。

6. 注意事项　置入鼻骨复位钳不能超过两侧内眦连线，鼻骨骨折复位手术后，要注意鼻骨位置不要受到压迫，两周内不可用力擦压鼻部，并嘱患者勿用力擤鼻。

第二节　鼻腔异物

鼻腔异物是因各种异物误入鼻腔，致一侧或两侧鼻塞、流涕，甚则同侧头痛等为主要表现的鼻病。常见异物有植物性、动物性和非生物性。本病小儿和精神异常者多见。中医古籍中无鼻腔异物这一病名。

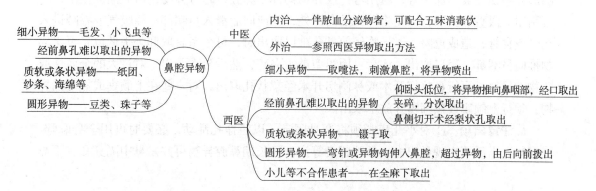

【临证备要】

1. 临床中儿童患者若见单侧鼻塞脓涕，有臭味，需考虑本病。

2. 面部外伤性异物除有外伤表现外，随异物大小、性质、滞留时间和所在位置症状有所不同。

3. 动物性异物鼻内多有虫爬感，日久可导致鼻窦炎。

4. 医源性异物在术后可出现鼻塞、流脓涕和头痛。

【辨证论治要点】

本病有确切的鼻异物病史，结合鼻部症状和体征，诊断不难。选择适当的手术方法取出异物是治疗的最佳手段。有脓血分泌物者，可配合五味消毒饮（《医宗金鉴》）加鱼腥草、败酱草等煎服，以清热解毒排脓。

【检查操作】

前鼻镜检查及鼻内镜检查　操作方法见第三章第一节急性鼻炎及第五章第二节慢性鼻窦炎。经前鼻镜检查多能发现异物。伴有感染时可见脓血分泌物，鼻黏膜充血肿胀。若异物存留时间过长已被肉芽组织包埋者，可用探针触诊。

【治疗操作】

鼻腔异物取出术

1. 目的　取出鼻腔异物，避免或控制感染。

2. 适应证　由前鼻孔、后鼻孔或外伤穿破鼻腔各壁进入鼻腔的各类生物类或非生物类鼻腔异物。

3. 操作前准备　物品准备：额镜、光源、枪状镊、弯钩。

4. 操作步骤　患者取坐位或平卧头低位，调节光源，使异物充分暴露于视野中。

5. 根据不同异物选择不同工具及不同取出方法　①细小异物，可用取嚏法，刺激鼻腔，将异物喷出。②质软或条状异物，如纸团、纱条、海绵等，可用镊子取出。③对圆形异物如豆类、珠子等，应用弯针或异物钩伸入鼻腔，超过异物，由后向前拨出，不可用钳、镊直接夹取，以免将异物推向深处，甚或向后滑入鼻咽部，随吸气或吞咽进入气管或食管，造成危险。④异物经前鼻孔难以取出时，可令患者取仰卧头低位，再将异物推向鼻咽部，经口取出。或者可用粗型鼻钳夹碎，然后分次取出。对过大的金属性或矿物性异物，可行鼻窦切开术或鼻侧切开术经梨状孔取出，对一些在上颌窦或额窦的异物，须行上颌窦或额筛窦开放术取出。

6. 注意事项　①对小儿患者须将全身固定，以防挣扎乱动，必要时可用全身麻醉。②异物取出后可出现鼻出血、鼻腔感染等症，且长期鼻腔异物可并发鼻中隔穿孔、下鼻甲坏死、鼻窦炎及鼻结石等，小儿长期鼻腔异物除上述局部并发症外，还可因慢性失血引起贫血和营养不良，故鼻腔异物取出后，需进一步治疗相关并发症。

第二章　外鼻炎性疾病 ▷▷▷▷

第一节　鼻前庭炎

鼻前庭炎是发生在鼻前庭皮肤的弥漫性炎症，分急性和慢性，多双侧发病。急性鼻前庭炎以鼻前庭皮肤红肿、疼痛为特点。慢性鼻前庭炎以干痒、结痂、鼻毛脱落为主要表现，有经久不愈，反复发作的特点。本病属于中医学"鼻疮""赤鼻""鼻疳"范畴。

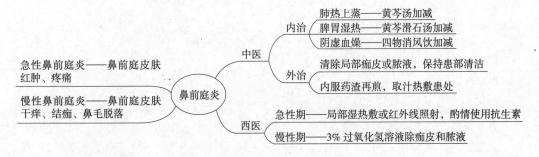

【临证备要】

1. 首先根据病程长短、症状、体征等辨明其证属虚属实。一般急性期多为实证，慢性期多为虚证。本病基本病机为外感风热邪毒或阴虚血燥所致。涉及脏腑主要有肺、脾、肝等。

2. 消除鼻腔内刺激性分泌物，避免有害粉尘的刺激，改正不良挖鼻习惯。

3. 应注意与鼻前庭湿疹鉴别，后者常是全身湿疹的局部表现，瘙痒较剧烈，常见于儿童。此外，还应注意排除梅毒和结核。

【辨证论治要点】

本病应根据病程长短、症状、体征等辨明虚实。本病初起，以鼻前孔及周围肌肤疼痛、瘙痒、糜烂、渗液等为主症，多属实证，为肺经风热、脾胃湿热上犯鼻窍，治当疏风除湿，清热解毒。久病不愈，迁延日久，以局部皮肤干燥、粗糙、皲裂等为主症，多属虚证，为血虚生风化燥，采用滋阴润燥、养血息风治法，方能取效。

【临床案例】

张某，男，11 岁。1996 年 8 月 2 日初诊。上海崇明人。鼻子作痒已两年。痒而不嚏，涕屎呈痂皮样，曾做过过敏性治疗，无效。有时痂皮中有血迹。问诊所得，鼻痒阵作，严重时还痛。鼻腔外口结痂。痂多即通气不好。检查：两侧鼻前庭被大量痂皮覆盖，清除后见皮肤粗糙角化，部分新鲜肉芽充血。两下甲瘦削，鼻道（－）。两颌下扪到 3 ～ 4 颗淋巴结肿，不粘连，无压痛。舌苔薄，脉未诊。

医案：童年血气方刚，则其气必盛。气盛有余则肺经积热，循经上犯，鼻腔首当其冲，前庭之炎，亦当然应运而生矣。儿童纯阳之体，清肺泄热治之。桑白皮 10g，黄芩 3g，马兜铃 5g，金银花 10g，丹皮 6g，赤芍 6g，豨莶草 6g，白鲜皮 10g，7 剂，煎服。加味黄连膏 1 盒，外擦，每天 2 ～ 3 次。

二诊：1996 年 8 月 18 日诊。药后，痒息痛止，分泌物减少。检查：创面充血消失，干净（因用油膏而致）。颌下淋巴结同上诊。舌薄苔，脉（未诊）。

医案：常见病常规方，有所好转，事属必然。仍取原旨，唯苦寒品向甘寒品倾转。桑白皮 10g，黄芩 3g，金银花 10g，丹皮 6g，赤芍 6g，豨莶草 6g，白鲜皮 10g，绿豆衣 10g，用维持量（隔 1 天进 1 剂）。加味黄连膏，续用。

三诊：1996 年 9 月 20 日诊。已不痒不痛，痂皮已无，但有些灼热感。检查：肉芽已为新生皮肤覆盖，基本上已接近正常。舌薄苔，脉（未诊）。

医案：单纯小病，一药而愈。扫尾求其巩固，再进几剂足矣。桑白皮 10g，黄芩 3g，金银花 10g，连翘 6g，绿豆衣 10g，白鲜皮 10g，7 剂煎服，用维持量。

按：这是小病、常见病，故而方药也以常规方应付。

（摘自《中国百年百名中医临床家丛书·干祖望》）

【检查操作】

鼻前庭检查

受检者取坐位，检查者立于受检者前方，左手拇指轻抬患者鼻尖，适当扩开前鼻孔，额镜灯光下观察鼻前庭皮肤有红肿、糜烂、皲裂、结痂，以及鼻毛脱落情况，必要时可以右手置于受检者下颌辅助变换头位，以利于观察，此外还应注意鼻前庭有无赘生物。

【治疗操作】

中药涂敷法

1. 目的　将单味或配伍好的中药研磨后制成散剂或膏剂、糊剂、油剂，直接涂敷于耳、鼻、咽喉、口齿患部，以达到清热解毒、除湿消肿等功效。

2. 适应证　旋耳疮、耳疖、耳疮、鼻头红赤、鼻孔糜烂、鼻息肉、息肉术后预防复发、口疮、口糜等耳鼻咽喉诸症。

3. 禁忌证　药物过敏者、局部皮损、感染严重者慎用。

4. 操作前准备　将中药粉末调配成相应剂型，3% 过氧化氢溶液。

5. 操作步骤　①使用 3% 过氧化氢溶液冲洗鼻前庭，尽量去除表面分泌物和痂皮。②将调配好的中药制剂直接涂敷于局部。

6. 注意事项　①若局部有广泛暴露的创面或存在严重炎症时应暂不使用中药涂敷，以免加重感染。②既往有此类药物过敏者应谨慎使用。③使用过程中如出现过敏等不适，应立即停用。

第二节　鼻疖

鼻疖是鼻尖、鼻翼和鼻前庭等部毛囊、皮脂腺或汗腺发生的局限性急性化脓性炎症。因位于"危险三角区"，若误行挤压或处理不当，可引起严重的颅内并发症——海绵窦血栓性静脉炎，甚则危及生命。属于中医学"鼻疔""鼻内生疮"范畴。

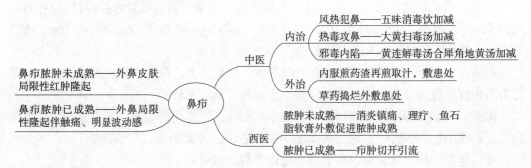

【临证备要】

1. 若失治、误治，妄行挤压，或鼻疔火毒势猛；或气血亏虚，正不胜邪，疔毒乘势走窜，入侵营血，内陷心包，则变为疔疮走黄之证。

2. 由于面部静脉无静脉瓣，血液可正、逆向流动。鼻疖如被挤压，感染可由小静脉、面静脉、眼上静脉向上直达海绵窦，形成海绵窦血栓性静脉炎，表现为寒战、高热、头痛剧烈、患侧眼睑及结膜水肿、眼球突出固定、视乳头水肿甚至失明，严重者危及生命。另外还可并发眶内、颅内感染。

【辨证论治要点】

本病多为实证、热证。疾病初起多表现为外感风热证，治疗以清热解毒，消肿止痛为主，可选用五味消毒饮加减；若出现火毒炽盛、内陷营血证，治宜泄热解毒，清营凉血，可选用黄连解毒汤合犀角地黄汤加减；若出现热入心包证，治宜清心开窍，镇痉息风，可选用安宫牛黄丸、至宝丹或紫雪丹等；若病程日久，气阴耗伤，脉象虚弱，宜用生脉散，以补益气阴。

【临床案例】

严某，女，16岁。1975年11月20日初诊。左鼻翼处肿胀作痛侵及面颊部已有4天，曾用青霉素、链霉素肌注2天，症状未见改善。现见疗毒结于左鼻外侧迎香部，红肿胀痛及于面颧，按之略硬而觉痛。脉、舌正常。检查：左鼻翼处肿胀突出，触痛明显，左面颊部亦然。诊为鼻疗并发面颊部蜂窝织炎。证属热毒内蕴，上攻鼻窍。治宜清热解毒，佐以消散：赤芍9g，粉丹皮9g，紫花地丁12g，杭菊花9g，金银花12g，甘草3g，黄芩9g，绿豆壳18g，芙蓉花9g。3剂。外用芙蓉软膏敷患处周围，每日更换1～2次。1975年12月9日随访，患者经用内服与外敷药同治后，鼻疗消失，余症亦愈。

按：本例鼻窍红肿延及面颊，是属热毒炽盛，则始终采用清热和营、消肿解毒之剂治疗而奏效，说明中医辨证论治的重要性和可靠性。

（摘自《张赞臣临床经验选编》）

【检查操作】

主要进行外鼻检查，要点详见第一章第一节鼻骨骨折。

鼻疗的外鼻检查所见如下：

1. 外鼻望诊 外鼻皮肤局限性红肿隆起。若病情严重侵及周围组织，可见同侧上唇、面颊和下睑红肿。

2. 外鼻触诊 外鼻局限性隆起伴触痛、明显波动感提示鼻疗脓肿已成熟。

【治疗操作】

鼻前庭疗肿切开引流术

1. 目的 促进脓液排出。

2. 适应证 疗肿、脓肿已成熟者。

3. 禁忌证 脓未成熟者；伴全身严重感染者。

4. 操作前准备 碘伏消毒液、刀柄、刀片、纱布、引流条、止血钳、无菌手套、口罩、帽子。

5. 操作步骤 操作部位消毒，局部浸润麻醉；切开脓肿：切口应在脓肿或疗肿最低位（平卧位），一般与皮纹方向一致，切口长度应至少等于脓肿直径，必要时做"+"或"++"型切口；脓腔内有纤维间隔，可用止血钳离断，使之成为一个完整的脓腔；若引流仍欠通畅，可在适当位置做对位切口，便于引流。

6. 注意事项 结核性冷脓肿而无混合感染时，一般不做切开引流。手术时忌挤压脓肿，以免感染扩散。

第三章　鼻腔炎症性疾病 ▷▷▷▷

第一节　急性鼻炎

急性鼻炎是由病毒感染引起的鼻黏膜急性炎性疾病，俗称"伤风""感冒"。四季可发，多发于冬、春季节，具有一定的传染性。本病属于中医学"伤风鼻塞"范畴。

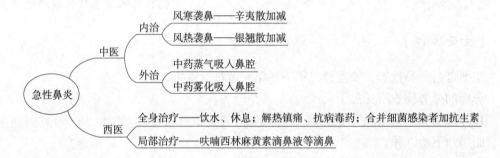

【临证备要】

1. 以中医辨证施治为主，配合支持、对症治疗，预防并发症。中医认为该病的基本病机为腠理疏松，卫表不固，风邪外袭。其治疗应疏风散邪，宣通鼻窍。

2. 按照患者的病史及鼻部检查，要注意是否为急性传染病的前驱症状，即与症状性急性鼻炎相鉴别。许多急性传染病如流感、麻疹，常有症状性急性鼻炎的表现。鉴别诊断主要根据病史及全身情况。本病可因感染直接蔓延，或因不适当的擤鼻，使感染向邻近器官扩散，产生多种并发症，如急性鼻窦炎、中耳炎、鼻咽炎、咽喉炎、气管及支气管炎、肺炎、泪囊炎、结膜炎。

【辨证论治要点】

本病之辨证要结合病程和鉴别风寒与风热、全身症状与局部症状综合分析，尤其是结合舌苔、脉象、局部体征辨证治疗。风寒者，辛温解表；风热者，疏风清热。辨证论治过程中注意兼证的用药。

【临床案例】

王某，男，29岁。1992年2月1日初诊。本院职工。伤风第三天，昨天起有寒热，头痛，畏寒，鼻塞不通，清涕淋下。稍有咳痰。检查：鼻黏膜充血，两下甲肥大，鼻腔内有不少浆液性分泌物。咽峡极轻度充血。体温 37.8℃，舌薄白苔，脉浮数。

医案：急性鼻炎，乃伤风感冒之亚流。治主疏风辛解，常规处理。荆芥 10g，防风 6g，薄荷 6g，桑叶 6g，白芷 6g，杏仁 10g，象贝 10g，玄参 10g，桔梗 6g，3 剂煎服。呋麻液 1 支，滴鼻，每天 3～4 次。休息 3 天。

二诊：1992 年 2 月 5 日诊。凛寒消失，头痛接近消失，鼻子通气改善。涕量减少，由清白而转为稠厚带黄。检查：鼻腔接近正常，咽峡（－）。舌苔薄，脉平。

医案：外邪一撤，诸病去安，再扫残余，去疾务尽之意也。桑叶 6g，菊花 10g，金银花 10g，连翘 6g，杏仁 10g，陈皮 6g，玄参 10g，辛夷 6g，白芷 6g，甘草 3g，3 剂煎服。

按：这等常见小病，只须常规方法处理，无有不应手而愈的。从处方中见有辛夷、白芷，则可知有预防鼻窦炎的意识。

（摘自《中国百年百名中医临床家丛书·干祖望》）

【检查操作】

1. 鼻前庭检查　受检者取坐位，检查者立于受检者前方，左手拇指轻抬患者鼻尖，适当扩开前鼻孔，额镜灯光下观察鼻前庭皮肤情况，必要时可以右手置于受检者下颌辅助变换头位，以利于观察，此外还应注意鼻前庭有无赘生物。

单纯急性鼻炎鼻前庭可无病变表现，但要注意有无合并疾病表现。鼻前庭及周围皮肤弥漫性红肿或糜烂、结痂或皲裂、鼻毛掉落多提示鼻前庭皮肤炎；鼻前庭皮肤丘疹、水疱、鳞屑、皮肤增厚、粗糙等情况可见于急、慢性鼻前庭湿疹。

2. 前鼻镜检查　检查方法：检查者左手执前鼻镜，将镜柄部分置于左手掌内，左侧拇指置于前鼻镜关节部位固定关节，将两叶收拢后缓慢置于鼻前庭，尖端不可超过鼻阈，食指置于鼻翼处以固定前鼻镜，打开两叶以扩大前鼻孔、撑开鼻前庭，额镜反光经两叶之间进入鼻腔，右手扶持受检者的下颌以调节受检者的头位，前鼻镜检查头位包括：①第一头位：受检者头呈直立位或稍向前倾，可看到下鼻甲、下鼻道、总鼻道下部、鼻中隔前下区和鼻腔底部，有时可看到鼻咽部及软腭的运动；②第二头位：头后仰约 30°，可看到中鼻甲、部分中鼻道、鼻中隔和总鼻道中部及嗅裂一部分；③第三头位：头后仰约 60°，可看到中鼻甲前端、鼻丘、中鼻道及嗅裂的前部和鼻中隔上部。

前鼻镜检查可了解鼻腔黏膜色泽，有无充血、肥厚、新生物等，配合 0.1% 肾上腺素收缩鼻腔黏膜可进一步了解鼻中隔、利特尔区、下鼻甲、中鼻甲、下鼻道、中鼻道等处有无异常，一般情况下难以窥及上鼻甲、上鼻道、鼻顶、鼻腔后段、鼻后孔、鼻咽部情况，充分观察后应回位前鼻镜两叶至近完全关闭状态，缓慢退出前鼻镜，以防止夹住鼻毛引起疼痛，使用后清洗前鼻镜并消毒。

急性鼻炎前鼻镜检查可见：鼻腔黏膜充血、肿胀，鼻甲肿大色鲜红。鼻腔中可有黏液性或黏脓分泌物积留。

3. 后鼻镜检查 后鼻镜检查现临床少用，多采用间接鼻咽镜检查法替代，主要观察鼻后孔形态、有无异常分泌物、新生物等情况。

急性鼻炎后鼻镜检查可见：鼻咽部可有黏液性或黏脓分泌物积留，下鼻甲后端肿大色鲜红。

【治疗操作】

鼻腔冲洗

1. 目的 清除鼻腔过多的分泌物，利于鼻窦引流，减轻鼻塞和鼻涕倒流的症状。

2. 适应证 急慢性鼻炎、鼻窦炎，萎缩性鼻炎。

3. 禁忌证 鼻腔前部黏膜糜烂、鼻出血患者。

4. 操作前准备 鼻腔冲洗器，配置温度在37℃左右，浓度在0.9% ~ 3.0%的温盐水，面盆之类的容器。

5. 操作步骤 头稍往前倾，将冲洗头塞入一侧鼻孔，头随着水流方向慢慢向反方向倾斜，从而便于异物随着水流从另一个鼻孔流出，同法冲洗另外一侧。

6. 注意事项 冲洗盐水分为高渗盐水和等渗盐水，急性鼻炎鼻塞明显时，可以选择高渗盐水。冲洗时勿做吞咽动作，勿说话，以防止液体或者分泌物逆行至咽鼓管引起中耳炎。

第二节 慢性鼻炎

慢性鼻炎是鼻腔黏膜及黏膜下组织的慢性炎症，以鼻塞、鼻甲肿大或肥大为主要临床表现，包括慢性单纯性鼻炎和慢性肥厚性鼻炎。本病属于中医学"鼻窒"范畴。

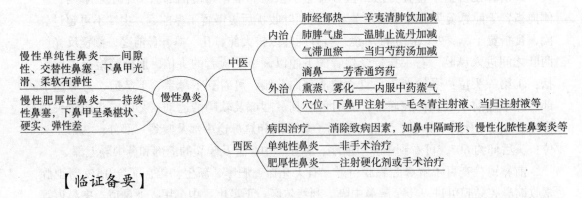

【临证备要】

1. 中医病因病机多为伤风鼻塞余邪未清，或屡感风邪郁而化热，客于肺经，郁热上犯，结于鼻窍；肺气不足，清肃无力；脾气虚弱，运化失健，清阳不升，浊阴上泛，壅阻鼻窍；邪毒滞留鼻窍，日久深入脉络，阻碍气血流通，瘀血阻滞鼻窍脉络，鼻窍窒塞不通。

2. 慢性单纯性鼻炎鼻塞特点：①间歇性：白天、夏季、劳动或运动时减轻，夜间、休息、寒冷时加重。②交替性：变换侧卧方位时，两侧鼻腔阻塞随之交替。一般无鼻塞性鼻音、嗅觉减退，少数患者可能有头痛、头昏。

3.慢性肥厚性鼻炎是指鼻腔黏膜甚至骨膜和鼻甲骨增生肥大，多由慢性单纯性鼻炎发展而来。由于黏膜增厚的程度各不相同，下鼻甲、中鼻甲前端，以及下鼻甲前、后端及下缘，可呈乳头状肥厚及息肉样变，鼻中隔黏膜也可肥厚，常多在后段。骨膜增殖反应，造成骨组织有成骨变化，因而鼻甲骨变硬或者呈实质性肥厚。

【辨证论治要点】

本病之辨证要结合病程、全身症状与局部症状综合分析：病程短者，多数为外邪所致，以疏散外邪为主；病程长，反复发作者，多数为脏腑虚损，卫外不固所致，故审清脏腑，以扶正为主；虚实夹杂者，须分辨虚实之孰轻孰重，采用扶正祛邪法，耐心调治，方能取效。

【临床案例】

余某，女，6岁。1991年7月12日初诊。鼻多脓涕，时近两年，入冬加重。入夏不瘥。通气时佳时塞，一般夜间严重。清除潴涕后，通气可改善。左耳有憋气之感。检查：左鼻腔有脓性分泌物潴留。舌薄苔，脉平。

医案：胆热移脑，症隶鼻渊。治以龙胆泻肝汤合苍耳子散。盖前者求其效而后者图治其本。龙胆草3g，山栀10g，黄芩3g，柴胡3g，苍耳子10g，当归10g，辛夷6g，白芷6g，鸭跖草10g，桔梗10g，5剂煎服。

二诊：1991年7月19日诊。药进5剂，涕量减少，稠黏者转稀，黄者转白，左耳憋气减轻。检查：右鼻腔无分泌物，左侧有少量。舌薄苔，脉平。

医案：久病已虚，取用峻药，只可一而不可再。夏枯草10g，鸭跖草10g，黄芩3g，山栀10g，苍耳子10g，鸡苏散12g，辛夷6g，白芷6g，鹅不食草10g，藿香10g，7剂煎服。

三诊：1991年8月2日诊。这两天可能受凉，涕量稍有多些，色黄。检查：鼻腔（－）。舌苔薄，脉平。

医案：古谚"水无风不波，人无邪不病"，涕多一病痊途中，酷暑受凉，涕又多些，事属无疑。再予清养。鸭跖草10g，鱼腥草10g，辛夷3g，山栀10g，太子参10g，苍耳子10g，山药10g，藿香10g，夏枯草10g，鸡苏散12g，7剂煎服。

（摘自《中国百年百名中医临床家丛书·干祖望》）

【检查操作】

1.慢性单纯性鼻炎　前鼻镜检查（见第三章第一节急性鼻炎）。可见鼻黏膜肿胀、表面光滑，以下鼻甲为甚，下鼻道及总鼻道可见黏性分泌物附着。鼻甲柔软有弹性，棉签按之凹陷，移开后立即恢复。

2. 慢性肥厚性鼻炎 前鼻镜检查（见第三章第一节急性鼻炎）。可见鼻黏膜增生、肥厚、色暗红，鼻甲表面呈结节状或桑椹状，下鼻道可见黏性或黏脓性分泌物。棉签按压鼻甲有硬实感，按之不易出现凹陷。

【治疗操作】

1. 鼻腔冲洗 见第三章第一节急性鼻炎。

2. 下鼻甲注射

（1）目的：注射硬化剂，使下鼻甲产生纤维化，缩小体积，借以改善鼻腔通气。

（2）适应证：肥厚性鼻炎、单纯性鼻炎和变态反应性鼻炎。

（3）禁忌证：鼻腔局部或全身的急性感染性疾病。

（4）操作前准备：额镜、鼻镜、枪状镊、1%丁卡因、20%葡萄糖酸钙、地塞米松注射液、2%利多卡因、注射器及针头、棉片等。

（5）操作步骤：①向患者说明本疗法作用及步骤，取得合作。将葡萄糖酸钙2mL、地塞米松1mL、利多卡因1mL配成4mL混合液待用。②以1%丁卡因进行下鼻甲黏膜表面麻醉。③用细长7号针头自下鼻甲前端刺入黏膜下，沿下鼻甲游离缘直达后端，但不可刺破后端黏膜。④边拔针边注射。⑤针拔出后立即塞入棉片止血。注射剂量每侧1～2mL。

（6）注意事项：注射前需要回抽有无血液以防直接注射入血管，治疗结束后患者留院观察10分钟左右，确认无活动性出血后方可离开。

第三节 萎缩性鼻炎

萎缩性鼻炎是一种发展缓慢的鼻腔萎缩性炎症，以鼻内干燥，鼻腔黏膜、骨膜和骨质发生萎缩为特征的鼻病，严重而伴有典型恶臭者，称臭鼻症。本病属于中医学"鼻槁"范畴。

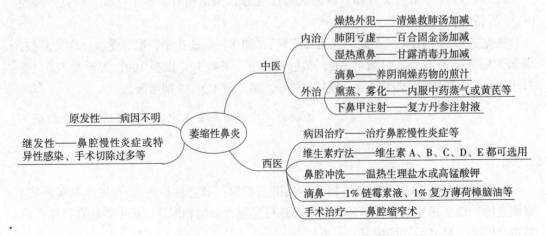

【临证备要】

1. 本病基本病机为脏腑亏虚，津液不能上濡鼻窍。涉及脏腑主要有肺、脾、肾。

2. 萎缩性鼻炎是一种慢性发生的弥漫性、进行性鼻腔萎缩性病变。以反复鼻塞、浓稠分泌物及细菌定植为特点。黏膜萎缩性病变可发展至咽喉部，引起萎缩性咽炎、萎缩性喉炎。除一些对症及局部治疗，目前无特效疗法。

【辨证论治要点】

本病内因多以肺、脾、肾虚损为主，外因多为受燥热邪毒侵袭，以致伤津耗液，鼻失滋养，加之邪灼黏膜，发生脉络瘀阻，黏膜干枯萎缩而为病。病因与燥邪、阴虚、气虚有关，基本病机为脏腑亏虚，津液不能上濡鼻窍。本病多为虚实夹杂，治疗应内外兼治，清燥、滋阴、通窍，另外，本病属慢性疾患，久病不愈易夹瘀，故在辨证用药时应酌加活血化瘀之品。

【临床案例】

来某，女, 36 岁。1991 年 7 月 23 日初诊。鼻不通气右重左轻已两年。由感冒引起，冬重夏轻，堵塞时一加运动即可缓解。涕多色白，难擤而逆吸于鼻咽部下淋。晨起时咽干，常可引起泛恶呕吐。检查：中隔右侧有嵴突，下甲肥大，用收缩剂后，见右轻度萎缩而后端空旷。舌薄苔，脉平。

肺怯金枯，遇着寒冷则倍形严重，此乃肺为畏寒之脏故也。治当补肺益气。生地黄 10g，熟地黄 10g，玄参 10g，鱼腥草 10g，桔梗 6g，百合 10g，麦冬 10g，北沙参 10g，辛夷 6g，甘草 3g，7 剂煎服。

二诊：1991 年 9 月 10 日诊。药进 14 剂，通气微有畅感，涕量减少，泛恶消失。但辍药 1 个月后，诸症逐渐恢复到与过去一样。新添鼻腔有酸感，有时多嚏。检查：咽后壁淋巴滤泡增生，右鼻中甲肥大。舌薄苔，脉平偏细。

药尚对症，言已获效，惜乎半途而废，坐视诸症之重来，其咎在人不在药。原方续进。百合 10g，生地黄 10g，熟地黄 10g，鱼腥草 10g，玄参 10g，山药 10g，沙参 10g，麦冬 10g，辛夷 10g，甘草 3g，7 剂煎服。

三诊：1992 年 5 月 12 日诊。去年经治之后，诸症有所改善而无不适。近来半月又发作起来，主症鼻塞不通，涕多而难以擤出，涕脓带血。干燥延及咽喉，以鼻病严重右侧头痛，两耳憋气。检查：此番诸症，殊符"胆热移脑"。治随证转，当取清肝泻胆一法。龙胆草 3g，黄芩 3g，山栀 10g，鱼腥草 10g，夏枯草 10g，辛夷 6g，白芷 6g，鸭跖草 10g，苍耳子 10g，芦根 30g，7 剂煎服。

四诊：1992 年 5 月 19 日诊。涕量无明显减少，血已不见。咽干难润依然，口有苦味，失眠仍然严重，但精神一无怠意。检查：两下甲肥大，黏膜充血。舌薄白苔，脉平。

仅凭泻肝清胆孤军直入，而获效无几。良以痰浊充斥，者番重取三子。白芥子 6g，莱菔子 10g，苏子 10g，白芷 6g，桑白皮 10g，马兜铃 10g，辛夷 6g，菖蒲 3g，甜葶苈 6g，路路通 10g，7 剂煎服。

（摘自《中国百年百名中医临床家丛书·干祖望》）

【检查操作】

1. 前鼻镜检查（见第三章第一节急性鼻炎） 可见鼻腔宽敞，从前鼻孔可直视鼻咽部，鼻腔黏膜干燥、萎缩、糜烂、分泌物减少、大量脓痂附着。

2. 鼻窦 CT 检查 可见鼻甲缩小、鼻腔增宽，鼻窦可发育不良。

【治疗操作】

鼻腔冲洗 见第三章第一节急性鼻炎。

第四章 鼻变应性疾病及鼻息肉 ▷▷▷▷

第一节 变应性鼻炎

变应性鼻炎是指以突然和反复发作的鼻痒、打喷嚏、流清涕、鼻塞等为主要特征的鼻病。临床常伴嗅觉减退，眼、耳、咽喉部痒感及头痛等。本病属于中医学"鼻鼽"范畴。

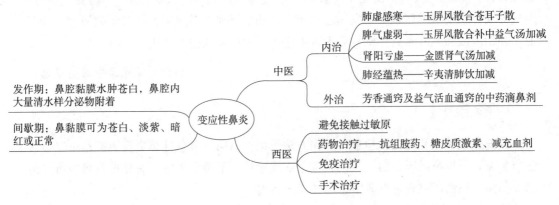

【临证备要】

1.本病是因禀质特异，肺卫气虚，不耐风寒异气所致，为本虚标实证。涉及脏腑主要有肺、脾、肾。

2.本病诊断依靠病史、一般检查和特异性检查。应注意询问发病时间、诱因、程度；生活和工作环境；家族及个人过敏史；是否有哮喘、皮炎。本病易引起下列并发症：支气管哮喘、变应性鼻窦炎、过敏性咽喉炎、过敏性结膜炎、分泌性中耳炎。治疗原则：尽量避免接触过敏原，正确使用抗组胺药和糖皮质激素，如有条件可行特异性免疫疗法。

【辨证论治要点】

本病多由脏腑虚损，正气不足，腠理疏松，卫表不固，机体对外界环境的适应性降低所致。治疗应分辨患病之新久。新起者，以祛邪为主；病情日久，迁延不愈，反复发作者，应扶正祛邪，活血通窍。外治以芳香通窍为主。

【临床案例】

苏某，男，36 岁。

每当吹风着凉之后，即鼻塞不通，鼻孔发痒，喷嚏连连，流出清涕不已，此病起已三年，久治不效，曾在某医院诊为过敏性鼻炎。体常畏寒，口不渴，脉不数，舌苔白。

辨证：卫阳不固，素禀不耐。

诊断：鼻鼽。

治法：益卫阳，祛风寒。

方药：玉屏风散合桂枝汤。

生芪 15g，防风 6g，白术 10g，桂枝 5g，党参 10g，诃子肉 10g，炙甘草 3g，生姜 3 片，红枣 5 枚。

上方连服 13 剂，其病痊愈。两年后又作，仍以原法投之，亦应手而效。(《许履和外科医案医话集》)

评按：鼻鼽的病名，初见于《素问·金匮真言论》，即鼻流清涕。系因肺气虚亏，卫气失固，感受寒邪所致。本案病已三年，使用玉屏风散益卫阳，桂枝汤散风寒、和营卫，诃子肉敛肺气。藩篱固则外邪无可乘之机，此亦安内攘外之法。

(摘自《现代名中医类案选》)

【检查操作】

1. 前鼻镜检查和鼻内镜检查　操作方法见第三章第一节急性鼻炎及第五章第二节慢性鼻窦炎。可见鼻黏膜苍白、淡白、灰色或淡紫色，下鼻甲水肿，总鼻道及鼻底可见清涕或黏涕，病情严重者可见鼻甲息肉样变或息肉。

2. 免疫学相关检查　皮肤点刺试验、黏膜激发试验、血清总 IgE 及特异性 IgE 检测、组胺释放试验、嗜碱性粒细胞脱颗粒试验。

【治疗操作】

1. 皮肤点刺试验（skin prick test，SPT）

（1）目的：过敏原的检测及过敏性疾病的诊断。

（2）适应证：有过敏性疾病可能时。

（3）禁忌证：明显损害全身症状的疾病、试验部位有皮肤病的患者；孕期患者；近期使用抗组胺药物、糖皮质激素和伴有抗组胺作用的药物的患者等。

（4）操作前准备：点刺工具采用一次性点刺针。变应原点刺液：组胺（阳性对照液）；生理盐水（阴性对照液）；屋尘螨，粉尘螨，蟑螂，花生，羊肉，牛肉，小虾，蟹肉，红辣椒，鸡蛋，牛奶，等等。

（5）操作步骤：选择前臂掌侧皮肤进行点刺。用记号笔在前臂中部标记所用点刺液名称，两种点刺液间的距离不小于 3cm，以防止反应红晕融合；消毒皮肤。自下而上滴各种点刺液 1 小滴（比针尖大即可）。用一次性消毒点刺针垂直点在每一液滴中，轻压刺破皮肤（以不出血为度，仅用食指顶住针尾，向下轻压刺破皮肤。注意不可用力过猛，以防出血而影响皮肤反应的结果），1 秒后提起弃去，2～3 分钟后将全部液滴擦去（擦液时宜向旁边擦，切勿向其他点刺点方向擦，以免过敏原点刺液混合，造成假阳性结果），15～20 分钟后观察并记录皮肤反应。为避免假阴性和假阳性，必须同时在变应原液滴上方 3cm 处做一个阴性对照（N）和变应原下方 3cm 处做一个阳性对照（H）。阴性对照用生理盐水，阳性对照一般用组胺，如同时做多种变应原测试，阴性和阳性对照可以共用，不必一一对照。组胺反应高峰在 8～10 分钟，往后消退较快。此时先做记录。结果评定标准（以组胺为标准）：组胺引起的皮丘不论大小均定为（+++），比组胺大的皮丘为（++++），与组胺一样大的皮丘为（+++），比组胺小的皮丘为（++），甚至（+），阴性为（-）。SPT 反应表现为风团和红晕，如用计量法测定，可用直尺分别测量风团和红晕的最长径及与其垂直的横径，两者相加后平均，称为平均直径 $[D=(a+b)/2]$。原则上以风团反应为准，红晕反应仅作参考。为记录反应形态，可用圆珠笔依风团和红晕的外缘描绘两个圈，内圈描绘风团用实线，外圈描绘红晕用虚线。然后用透明胶带贴平在风团和红晕上，使圈色粘到胶带上，揭下后转贴到计算纸上作为记录。此不仅方便计算平均直径，还可以计算反应面积。

（6）过敏反应的处理：高敏患者，可能会发生较强烈的局部反应。必要时可局部使用含糖皮质激素乳膏或口服抗组胺药物。

个别患者会出现扩散性副作用甚至严重的全身反应（过敏性休克）。过敏性休克可发生在给予变应原后几秒至几分钟，往往在局部反应前出现，其典型警觉症状是舌头上下、咽部、特别是手心和脚底瘙痒刺激和热感，进而呼吸困难（呼吸道堵塞症状），面色苍白、冒汗、头晕、濒危感、皮肤花斑等。出现全身过敏症状时应尽快使用抗过敏药物盐酸肾上腺素，0.01～0.03mg/kg（1～2 岁 1/8 支，2～5 岁 1/6 支，5～10 岁 1/4 支，10 岁及以上 1/3～1/2 支）皮下注射；或 0.1～0.5mg 缓慢静脉注射（以生理盐水稀释至 10mL）。30 分钟后可重复使用。应用肾上腺素后再快速开通静脉通道，给予扩容及皮质激素等对症治疗。

患者在进行点刺试验后，至少接受监护 30 分钟，随后由医务人员做出评价。

变应原使用后几小时，还可能出现副作用；在疑似情况下，特别是出现全身反应时，患者应立即向医务人员咨询，并至最近医疗机构诊治。

2. 黏膜激发试验

（1）目的：变应性鼻炎的诊断。

（2）适应证：有局部变应性鼻炎可能时。

（3）禁忌证：急性细菌性或病毒性鼻-鼻窦炎发作期；既往有严重过敏反应史；哮喘未控制期或严重慢性阻塞性肺疾病或是禁用肾上腺素的心肺疾病患者；其他严重的系统性疾病，如恶性肿瘤、自身免疫性疾病；妊娠期；小于 5 岁儿童（相对禁忌）。

（4）检查前注意事项：应在试验前 48～72 小时停用抗组胺药和糖皮质激素类。

（5）检查时要求：该试验每次只能测试一种变应原，因此只是在皮肤试验阴性，但又怀疑对某种变应原过敏，或在某种特殊情况下须对皮试进一步验证时应用，也和皮试一样，在鼻内激发之前应设对照，以排除假阳性。

（6）操作步骤：该法系将某种变应原溶液（1：1000）滴加于直径 0.5cm 的圆滤纸片上约 200μL，然后将其置于下鼻甲黏膜表面。并以 10 倍浓度递增，直到获得阳性结果，或直至给到最高浓度而没有任何显著反应时结束试验。

评估方法：①主观评分：相关指南推荐主观评分应包括以下种症状：鼻塞、流清涕、鼻痒、打喷嚏和眼部症状常用的评分体系包括 Likert 0～3 评分、鼻部症状总评分（TNSS）、VAS 评分、Linder 评分、Lebel 评分以及德国变态反应学和临床免疫学耳鼻喉科分会提出的 Riechelmann 评分。②客观评分：PNIF（鼻吸气峰流速）、鼻声反射测量、主动经前鼻测压法、四相鼻阻力试验等。

（7）检查后注意事项：鼻腔局部减充血剂，局部或全身抗组胺药可根据症状的严重程度使用。全身反应的处理原则参照全身反应治疗指导方针，应告知患者在 12 小时内可能会发生迟发性反应，并采取必要的措施。迟发性反应难以纳入 NPT 的临床评估中，可不予考虑。

第二节　鼻息肉

鼻息肉是以鼻内出现光滑柔软的赘生物为主要特征的疾病。临床以鼻塞和鼻腔分泌物增多为常见表现，可伴有头面部疼痛或肿胀感、嗅觉减退或丧失，常伴头昏头痛。鼻息肉一名，首见于《灵枢·邪气脏腑病形》"若鼻息肉不通"。本病属于中医学"鼻痔"范畴。

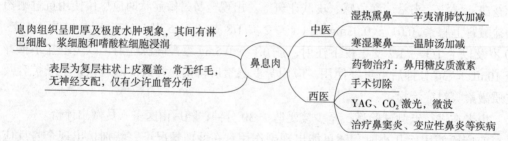

【临证备要】

1. 本病系湿浊之邪为患，有寒、热之不同，可根据症状、鼻塞等辨明其证属寒湿或属湿热。湿热熏鼻者多为实证，寒湿聚鼻者，常虚实夹杂，根据局部及全身症状和舌脉，可以辨明。本病基本病机为寒热湿浊之邪壅结鼻窍，经络气血不通，结聚日久，变生息肉。

2. 鼻息肉与下列疾病有密切关系：支气管哮喘、鼻窦炎和增生性鼻窦病、分泌性中耳炎。鼻息肉需与上颌窦后鼻孔息肉、鼻腔内翻性乳头状瘤、鼻咽纤维血管瘤、鼻腔恶性肿瘤、鼻内脑膜－脑膨出等疾病鉴别。

【辨证论治要点】

本病多与痰湿凝结、湿热郁滞、气血郁滞及脏腑功能失调有关。初起多为正气不足，外邪侵袭人体，留滞鼻窍；又因病邪缠绵不去，日久暗耗气血，故鼻息肉患者多有本虚标实之特征。治疗应分辨患病之寒热虚实。寒湿凝聚者，肺气虚弱，卫表不固，腠理疏松，易受风寒侵袭，且肺失肃降，水道通调不利，水液停聚为湿，寒湿凝聚鼻窍，治疗以温化寒湿，散结通窍为主。湿热蕴积者，肺经蕴热，肃降失职，水液停聚为湿，湿热浊气壅结于鼻窍。治疗应清热利湿，散结通窍。

【临床案例】

朱某，女，52岁。1991年10月30日初诊。鼻病10多年，入冬加重。主为鼻塞，交替发作，如出汗及在太阳下可以缓解，涕多如涌，以黄色为多，头痛，有时嚏多，甚则狂嚏。近以咳嗽痰多为主，无全身其他症状。检查：右中鼻甲息变，嗅裂消失。舌薄白苔，脉平。

医案：肺怯本虚，祸延鼻窍。刻下选方，先取苍耳子散，之后随证裁方。苍耳子10g，白芷6g，薄荷6g，辛夷6g，鱼腥草10g，桔梗6g，菖蒲3g，路路通10g，桑叶10g，7剂煎服。

二诊：1991年11月5日诊。鼻塞较前有所减轻，清涕减少，鼻中新增痒感。烧灼感已轻。涕中有血。咳嗽反而加重、善汗。检查：左中鼻甲典型息变如上诊。又发现后端空旷。舌白腻较厚苔，脉细。

医案：鼻后端空旷如磐，好在年过更年，可以视而不睹。刻下淫汗难敛，咳难制遏。鼻塞多涕，均已好转。裁方可以退居次位。料豆衣10g，浮小麦12g，杏仁10g，陈皮6g，干瘪桃10g，天竺黄6g，半夏6g，白芷6g，鱼腥草10g，辛夷6g，7剂煎服。

按：鼻息肉，中医称之为"鼻痔"，与鼻腔、鼻窦黏膜的变态反应性疾病或慢性炎症的刺激有关。干祖望认为本病还是西医手术摘除为佳，但是手术摘除后的复发率很高，中医中药在减少或控制其复发方面，有一定的效果。

（摘自《中国百年百名中医临床家丛书·干祖望》）

【检查操作】

1. 鼻内镜检查 操作方法见第三章第一节急性鼻炎及第五章第二节慢性鼻窦炎。鼻腔内可见一个或多个表面光滑、呈灰白色、半透明的新生物。病情严重者可见"蛙鼻"。新生物触之柔软，可移动，不易出血，无触痛。

2. 鼻窦CT检查 首选冠状位，需结合水平位及矢状位。可见软组织密度影填充鼻腔鼻窦，无骨质破坏表现。

3. 实验室检查 血常规、生化检查、过敏原检测、相关免疫学检查等。

4. 病理组织活检 对有骨质吸收的患者，应行病理学诊断，排除恶性肿瘤。

【治疗操作】

鼻息肉摘除术

1. 目的　对单纯鼻息肉患者采用激素和手术治疗的综合治疗方案，而对于多数鼻息肉患者需要在鼻内镜下进行手术治疗，治愈率可达 85% ~ 90%，从而提高本病的治疗效果。

2. 适应证　鼻腔单、双侧息肉或后鼻孔息肉。

3. 禁忌证　原发性高血压、严重心脏病、严重出血性疾病等疾病不能耐受手术者。

4. 操作前准备　除常规鼻部手术术前准备外，需要做鼻窦 CT 检查，以了解鼻窦病变情况。

5. 操作步骤　①14 岁以上患者选择黏膜表面麻醉与局部浸润阻滞麻醉，儿童选择全麻。②先以 0.1% 肾上腺素棉片收缩鼻腔黏膜，再用 1% 丁卡因棉片行黏膜表面麻醉3 次，用含有 1:10000 肾上腺素的 1% 利多卡因做鼻腔黏膜浸润阻滞麻醉，根据手术部位不同选择鼻丘、息肉、钩突、中鼻甲等部位进行注射。如息肉为多发，可于息肉表面行浸润麻醉，去除部分息肉后行注射局部麻醉。③可根据具体情况行鼻息肉钳取法及微型电动清创器息肉切除法。无蒂多个息肉，多发于筛房，用息肉钳一块一块地咬除息肉，并需做筛窦开窗术。后鼻孔息肉如能看到蒂部，可用鼻息肉钳钳住拉出；如看到鼻腔后端有息肉样新生物随呼吸运动，可用一较长的止血钳伸入鼻腔后端，让患者呼气或擤鼻，在息肉向前移动时将其夹住，然后圈套器顺止血钳将息肉套住，于蒂部摘除之。术毕检查无息肉残留或棉片遗留，用凡士林纱条或医用膨胀海绵填塞鼻腔。

6. 注意事项　如息肉过大不能从鼻腔取出，剪断息肉根蒂部经鼻咽坠入口咽，为避免误吸，需先和患者沟通好，请患者术中予以配合，如感觉有异物滑入咽部，立即吐出，不可咽下，同时做好负压抽吸准备。

第五章　鼻－鼻窦炎 ▷▷▷▷

第一节　急性鼻窦炎

急性鼻窦炎即急性化脓性鼻窦炎，是鼻窦黏膜的一种急性化脓性感染；常继发于急性鼻炎。本病属于中医学"急鼻渊"范畴。

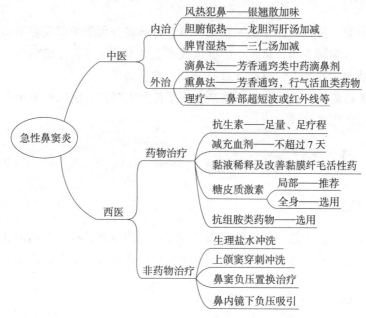

急性鼻窦炎
- 中医
  - 内治
    - 风热犯鼻——银翘散加味
    - 胆腑郁热——龙胆泻肝汤加减
    - 脾胃湿热——三仁汤加减
  - 外治
    - 滴鼻法——芳香通窍类中药滴鼻剂
    - 熏鼻法——芳香通窍，行气活血类药物
    - 理疗——鼻部超短波或红外线等
- 西医
  - 药物治疗
    - 抗生素——足量、足疗程
    - 减充血剂——不超过7天
    - 黏液稀释及改善黏膜纤毛活性药
    - 糖皮质激素
      - 局部——推荐
      - 全身——选用
    - 抗组胺类药物——选用
  - 非药物治疗
    - 生理盐水冲洗
    - 上颌窦穿刺冲洗
    - 鼻窦负压置换治疗
    - 鼻内镜下负压吸引

【临证备要】

1. 急性鼻窦炎根据病程长短、症状轻重、有无恶寒发热、周身不适等辨明其证属表属里。不论表证里证皆为热证。本病基本病机为火热上亢，肺、胆、脾三经热盛，循经蒸灼鼻窦黏膜所致。

2. 儿童多伴有烦躁不安、畏寒、发热、头痛、精神萎靡及嗜睡等症状。

【辨证论治要点】

中医认为该病的基本病机为邪热上蒸，肺、胆、脾三经热盛，循经上犯，蒸灼鼻窦黏膜。应予疏风清热，清泄肝胆，利湿祛浊，通窍排脓等法治疗。

【临床案例】

罗某，女，12 岁。鼻塞，流黄涕 2 周，在某院予抗生素治疗效果不显，于 1982 年 10 月 4 日来诊。症见鼻塞无间时，伴咳嗽、吐黄浊痰，胸闷。

检查：双中鼻道有脓，鼻黏膜红肿，上颌窦前壁压痛，舌红，苔黄腻，脉数。此即中医之鼻渊，证属痰热壅肺，蒸灼窦窍。

治疗：拟麻杏石甘汤加味。处方：麻黄 3g，鱼腥草、生石膏各 15g，黄芩、瓜蒌、杏仁、茯苓、白芷、生甘草各 6g。

服药 4 剂后，诸症基本消失。检查：鼻道无脓，鼻黏膜仍红，原方去麻黄、生石膏，加牡丹皮 6g，续进 3 剂，以为巩固。

（摘自《中国现代百名中医临床家丛书·谭敬书》）

【检查操作】

1. 前鼻镜检查　操作方法见第三章第一节急性鼻炎。可见鼻腔及鼻甲黏膜充血、肿大，部分患者咽喉黏膜充血，鼻腔、中鼻道或者上鼻道可见脓性分泌物。

2. 鼻内镜检查　操作方法见第五章第二节慢性鼻窦炎。

3. 鼻窦 CT 检查　首选冠状位，需结合水平位及矢状位。窦内可见液平、软组织密度影，无骨质破坏吸收表现。

【治疗操作】

负压置换疗法

1. 目的　负压置换疗法是用间歇吸引法抽出鼻窦内空气，在窦腔内形成负压，停止吸引时，在大气压的作用下，滴入鼻腔的药液可以经窦口流入窦腔，从而达到治疗目的的方法。

2. 适应证　慢性鼻窦炎不伴鼻息肉者。

3. 禁忌证　鼻出血、急性鼻炎、急性鼻窦炎、鼻部手术伤口未愈者以及高血压患者。

4. 操作前准备　治疗盘，橄榄头，0.9% 生理盐水，负压吸引装置（墙壁负压吸引装置），镊子，滴管，面巾纸。

5. 操作步骤　①患者擤去鼻涕，用鼻甲黏膜收缩剂如 0.1% 肾上腺素喷滴鼻腔，使两侧鼻腔黏膜收缩，窦口开放。②患者取仰卧垂头位，肩下垫枕，伸颈垂头使颏与外耳道口之连线与床面垂直。如此，所有鼻窦的窦口均位于下方。③嘱患者张口呼吸，将 0.9% 生理盐水（其内可加入糖皮质激素、糜蛋白酶等药物）4～6mL，缓慢滴入患者一侧前鼻孔，使药液能淹没所有的鼻窦开口。④用与吸引器相连的橄榄头或气囊塞住患者滴药一侧的鼻孔（负压不超过 24kPa），用手指按住对侧鼻孔，嘱患者连续均匀地发出"开、开、开"的声音，1～2秒钟后迅速移去，再塞进，如此反复6～8次，即可使鼻腔和鼻窦腔在正负压力交替作用下（鼻窦内的负压低于和外界气压相等的鼻腔气压），药液进入鼻窦内，并吸出脓性分泌物，从而达到治疗目的。⑤一侧完毕，以同样方法施于对侧鼻孔，然后嘱患者坐起，使进入窦内的药液存留在鼻窦内。

6.注意事项 ①操作者动作要轻巧，抽吸时间不可过长，负压不可过大（一般不超过24kPa），以免损伤鼻腔黏膜，引起头痛、耳痛及鼻出血，如发现此种情况应立即停止吸引。②在急性鼻窦炎或慢性鼻窦炎急性发作期，不用此法，以免加重出血或使感染扩散。③高血压患者不宜用此法，因治疗中应用肾上腺素，所取头位和鼻内的真空状态可使患者血压增高、头痛加重。④鼻腔肿瘤及局部或全身有病变而易鼻出血者，不宜采用此法治疗。

第二节 慢性鼻窦炎

慢性鼻窦炎即慢性化脓性鼻窦炎，是鼻窦黏膜的慢性化脓性感染，多因急性化脓性鼻窦炎反复发作，迁延不愈所致。本病属于中医学"慢鼻渊"范畴。

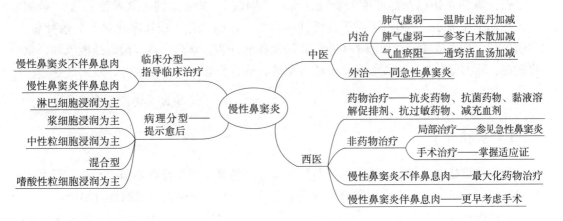

【临证备要】

1.本病以虚证居多，且常虚实夹杂，一般根据鼻涕的量、色、质，鼻黏膜、鼻甲的色泽及肿胀或肥厚情况，结合全身症状和舌脉，可以辨明。其病因病机为肺、脾两脏虚损。

2.保守治疗无效情况下，建议选择鼻内镜手术治疗。

【辨证论治要点】

中医认为该病的基本病机为急鼻渊反复发作，耗伤正气，正不胜邪，余邪滞留鼻窍，与脏腑受邪，经络气血不通，脏腑功能失调相关，其治疗应以补益肺脾为主。

【临床案例】

王某，男，49岁。经常头痛，鼻塞流清涕，气味臭秽，每日须更换手帕数块。经某医院检查，确诊为慢性鼻窦炎。近增咳呛气急，两胁引痛。辨证：新邪外袭，痰热内蒸。治法：疏散风邪，化痰泄热。方药：前胡10g，牛蒡子10g，荆芥6g，防风6g，土藿香10g，辛夷6g，苍耳子10g，炒白芷5g，制半夏10g，竹茹10g，陈皮10g，桔梗5g，茯苓12g，杏仁9g，焦芩10g，另用鼻渊散塞鼻。

鼻渊散处方（黄氏经验方）：土藿香15g，苍耳子15g，青木香15g，鱼脑石15g，辛夷15g，鹅不食草9g，共研细末塞鼻用。

二诊：经内服煎剂，外搐鼻渊散后，头痛鼻塞较松，每日仅换手帕一块，咳喘胁痛消失。再循前方加减，拟以疏风利窍，清化痰热。细辛2g，荆芥6g，防风6g，苍耳子9g，辛夷6g，炒白芷3g，制半夏9g，陈皮6g，茯苓12g，薄荷3g，焦芩9g，竹茹9g，白蒺藜9g。

服药3剂后，诸症减轻。原方续进3剂，头脑清醒，鼻通神宁，浊涕全无，病得痊愈。迄今数年未见复发。（《黄一峰医案医话集》）

按：鼻渊系指以浊涕如渊的病证，也称"脑漏"。如《素问·气厥论》云："鼻渊者，浊涕下不止也。"相当于西医的慢性鼻窦炎。多因风热（或风寒化热）久蕴肺鼻，窍道不利，抑遏成涕，而致漏下不止。此证属新邪外袭，痰热内蒸，治以疏散风邪，化痰泄热，除内服药外，尚配合黄氏经验方塞鼻，局部与整体治疗相结合，效果良好。

（摘自《现代名中医类案选》）

【检查操作】

1. 前鼻镜检查　操作方法见第三章第一节急性鼻炎。可见鼻甲萎缩、水肿、肥大或呈息肉样变；中鼻道、上鼻道黏膜水肿或中鼻道、嗅裂及鼻咽部可见脓性分泌物。

2. 鼻内镜检查　可见鼻甲萎缩、水肿、肥大或呈息肉样变；中鼻道、上鼻道黏膜水肿或中鼻道、嗅裂及鼻咽部可见脓性分泌物。此法作为前鼻镜检查的补充手段，应用各种角度（0°、30°、70°）硬质鼻内镜检查鼻腔及鼻窦开口情况，同时需配合图像采集系统、吸引装置及各类鼻内镜手术器材，检查方式如下。

（1）1%丁卡因麻醉鼻腔3～5分钟。

（2）选择0°硬质鼻内镜经前鼻孔，越过鼻阈进入固有鼻腔，了解鼻腔整体情况，观察鼻腔黏膜色泽，有无明显分泌物；1%丁卡因+0.1%肾上腺素棉片充分麻醉并收缩鼻腔黏膜，观察鼻中隔有无偏曲、穿孔、新生物等，观察双侧利特尔区有无黏膜糜烂渗血、血管迂曲暴露等；依次观察双侧下鼻甲、中鼻甲大小及棉片收缩情况，了解有无异常；进一步收缩各鼻道内黏膜，充分暴露中、下鼻道及嗅裂，沿下鼻道从前至后观察鼻底、下鼻道穹窿部、吴氏静脉丛、咽鼓管咽口、圆枕、咽隐窝情况，了解有无异常分泌物及新生物、有无血管断端出血、有无结构异常等。

（3）沿中鼻甲前端及游离缘由前至后观察鼻丘气房、钩突、筛泡以及额窦、前组筛窦、上颌窦的窦口引流区域，了解有无异常分泌物、息肉、新生物、霉菌团块等；沿中鼻甲下缘或嗅裂进入中鼻甲后端，自鼻后孔上缘向上观察蝶窦开口有无黏膜肿胀、分泌物、新生物等；沿鼻中隔向上从前至后观察鼻顶、嗅裂、上鼻甲、上鼻道，了解有无异常膨隆、分泌物、新生物、血管断端出血等情况；退出鼻内镜，自总鼻道与下鼻道交界处进入鼻咽部，了解鼻后孔形态、了解鼻咽部有无异常分泌物及新生物，有无腺样体残留、咽囊等；必要时使用30°或70°硬质鼻内镜进行检查，使用结束，拆除内镜，流水清洗，浸泡消毒，悬挂晾干，或使用一体机清洗、消毒、烘干。

3. 特殊功能检查法

（1）嗅觉检查法

①简易法：将香精、煤油、醋、樟脑油等不同的气味试剂放置于大小和颜色相同的小瓶中，嘱受检者随意选瓶，用手指封闭一侧前鼻孔，以另一侧鼻孔嗅之，并说明气味的性质，逐一测试。本法只能判断有无嗅觉功能，适于集体检查。

②嗅谱图法：将花香、醚类、麝香、樟脑、薄荷、辛辣、腐臭七种嗅素的试剂，按照不同嗅觉单位配制成70瓶。分别测出这七种嗅剂的最低辨别阈，以7×10的小方格图标出，称之为嗅谱图。对某一嗅素缺失时，图上代表某一嗅剂的方格会出现一条黑色带，表示对该嗅素失嗅（图5-1）。

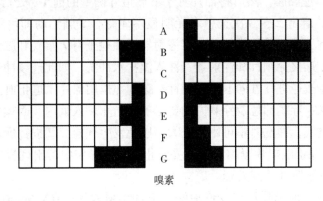

图5-1 嗅谱图

此外，还有标准微胶囊嗅功能检查法、嗅觉诱发电位检测等其他方法。

检查时需注意：嗅觉容易疲劳，在较长的检查过程中，须间以短暂的休息时间，以免发生疲劳，影响结果。

（2）鼻阻力计检查法：通过内置压差传感器测量流量和鼻咽之间的压力差，并通过公式（阻力＝压力差/流速）得出鼻阻力值；用于客观评价鼻腔通气功能。

（3）鼻声反射仪：对鼻腔内不同横截面产生的声波反射进行采集处理，客观描述鼻腔结构形态，对病变部位、阻塞平面进行定位。

（4）一氧化氮测定：通过测量上、下呼吸道内一氧化氮的浓度评定炎症性质（嗜酸性炎症、非嗜酸性炎症、其他），用于鼻炎、鼻窦炎、哮喘、慢阻肺等上、下呼吸道疾病的炎症诊断。

4. 鼻窦 CT 检查　首选冠状位，需结合水平位及矢状位。鼻腔鼻窦内可见软组织密度影，无骨质破坏表现，可有骨质增生或者压迫吸收表现。

【治疗操作】

1. 上颌窦穿刺

（1）目的：上颌窦疾病诊断及治疗。

（2）适应证：亚急性和慢性上颌窦炎的治疗；上颌窦造影，穿刺后注入 40% 碘油，X 线拍片供诊断用；穿刺活检；上颌窦疑有恶性肿瘤者穿刺做细胞学检查。

（3）禁忌证：3 岁以下儿童，上颌窦发育过小，穿刺有危险；个别成人患者上颌窦腔小，骨壁厚，不适合行上颌窦穿刺术；妇女月经期或有出血倾向者；急性期的鼻窦炎，穿刺有可能引起感染扩散。

（4）操作前准备：①物品准备：一次性换药包，脑棉片，20mL 空针，枪状镊，前鼻镜，上颌窦穿刺针，奥布卡因凝胶，0.1% 肾上腺素，0.9% 的生理盐水。②患者准备：检查血压、血糖、血常规。血压 140/90mmHg 以下，血糖、血常规正常范围。③操作者准备：戴口罩帽子，无菌手套。告知即将进行的操作。

（5）操作步骤：①患者取坐位，先用 0.1% 肾上腺素 1mL+ 奥布卡因凝胶 5mL 棉片收缩下鼻甲和中鼻道黏膜，然后将棉片置于下鼻道外侧壁的前 1/3 处行黏膜麻醉，5 分钟更换棉片一次，麻醉 2～3 次至患者无明显疼痛感。②刺钻动即可穿透骨壁进入窦内，此时有"落空"感。③拔出针芯，接注射器回抽检查有无空气和脓液，抽出脓液送培养和药敏试验。连接穿刺针和注射器，注入温盐水冲洗，如此连续冲洗，必要时可注入抗生素溶液。④按逆进针方向退出穿刺针，穿刺部位用棉片压迫止血。

（6）操作要点：穿刺部位及穿刺方向要准确，防止刺入眶内及面颊部软组织。①上颌窦内不宜注入空气，冲洗时不可用力过大，以免发生气栓。②拔针后若出血不止，可用浸有 0.1% 肾上腺素液棉片紧填下鼻道妥善止血。③操作中若出现晕针及局麻药过敏时，应立即使患者平卧并适当处理。

（7）术后护理：前鼻孔流出少许血液，患者无须紧张；穿刺完毕后，患者应休息 15 分钟，无不良反应方可离去；观察有无面颊部皮下气肿或感染、眶内气肿或感染、翼腭窝感染、气栓等并发症的发生。

2. 鼻内镜术后处理

（1）目的：鼻内镜术后处理是指功能性鼻内镜手术术后定期处理术腔，包括清除窦腔积血、积脓，清除囊泡，解除组织粘连等一系列改善窦口鼻道复合体引流的措施，从而降低术后复发率的方法。

（2）适应证：慢性鼻 - 鼻窦炎、鼻中隔偏曲、下鼻甲消融等鼻部疾病手术后。

（3）禁忌证：恶性高血压、严重心脏病不耐受者。

（4）操作前准备：①器械准备：换药碗、枪状镊、吸引管（直头、弯头）、无菌纱布、消毒棉片。②药物准备：0.9% 生理盐水、碘伏、盐酸肾上腺素注射液、奥布卡因凝胶。

（5）操作步骤：①用浸有0.1%肾上腺素1mL及奥布卡因凝胶5mL的棉片填充中鼻道及总鼻道，以收缩、表面麻醉双侧中、下鼻甲；②患者仰卧于治疗椅上，均匀用鼻呼吸；③依次用吸引管清除鼻道及窦腔分泌物、积血、积脓、囊泡等，开放窦口鼻道复合体，及时清除粘连；④术腔止血；⑤清理治疗车，清理器械。

（6）注意事项：①操作者动作要轻柔，尽可能避免损伤鼻腔、鼻窦黏膜。②术后处理时间节点需掌握好，过早、过晚均不利于患者恢复。一般建议首次清理时间在术后7～14天（清理鼻腔填塞物、分泌物、窦腔积血积脓等），术后1个月内每2周一次（清理术区囊泡，通畅窦口引流，开放窦口鼻道复合体），术后2～3个月每月一次（清理术区囊泡、粘连等，通畅窦口引流，开放窦口鼻道复合体），之后每两个月一次（及时发现问题，及时处理，开放窦口鼻道复合体）。所有患者术后随访时间至少1年。③清理完毕仔细检查术腔，避免遗留棉片而引起二度感染，加重病情。

第六章 鼻中隔偏曲 ▷▷▷

鼻中隔偏曲，是以鼻中隔偏离中线或呈不规则的偏曲，引起鼻塞、鼻衄，或头痛等为主要表现的鼻病，多由外伤或发育异常所致。中医古籍中无对本病的明确记载，现代中医学称"鼻柱偏曲""鼻隔不正"。

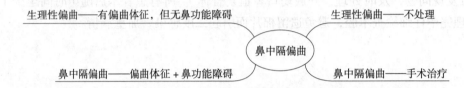

生理性偏曲——有偏曲体征，但无鼻功能障碍　　生理性偏曲——不处理

鼻中隔偏曲

鼻中隔偏曲——偏曲体征 + 鼻功能障碍　　鼻中隔偏曲——手术治疗

【临证备要】

当伴有鼻腔功能障碍，比如鼻塞、头痛、出血等时，方可诊断本病，否则为生理性偏曲。

【辨证论治要点】

本病出现鼻腔功能障碍相关症状，当病程较短、症状较轻时，可参考鼻窒进行辨证论治；有鼻出血等症状的可参考鼻衄进行辨证论治。保守治疗无效时，建议行手术治疗。

【检查操作】

1. 前鼻镜检查和鼻内镜检查　操作方法见第三章第一节急性鼻炎及第五章第二节慢性鼻窦炎。可见一侧或双侧鼻腔狭窄，一侧或双侧见嵴突，偏曲对侧下鼻甲代偿性肥大，部分患者可见鼻出血。要注意黏膜性肥厚与鼻中隔偏曲的鉴别。

2. 鼻窦 CT 检查　首选冠状位，需结合水平位及矢状位。可见鼻中隔呈 C 型、S 型偏曲或者不规则偏曲等。

【治疗操作】

鼻中隔血肿、脓肿切开引流术

1. 目的　鼻中隔血肿及脓肿的诊断及治疗。

2. 适应证　①鼻部外伤如头面部打击伤或跌倒时鼻部触地发生鼻中隔骨及软骨骨折

而形成鼻中隔血肿者。②鼻中隔黏膜下切除术后，术中止血不妥或术后抽纱条时打喷嚏引起鼻中隔内出血而形成血肿者。③鼻中隔术后血肿，继发感染形成脓肿者。④鼻外伤后鼻中隔血肿未及时引流，形成脓肿者等。

3. 操作前准备

（1）物品准备：一次性换药包，脑棉片，20mL 空针，枪状镊，前鼻镜，手术刀，吸引器，刮匙，引流条，碘仿纱条、凡士林纱条或一次性可降解耳鼻止血棉，奥布卡因凝胶，0.1% 肾上腺素，0.9% 生理盐水。

（2）患者准备：①检查血压、血糖、血常规。血压 140/90mmHg 以下，血糖、血常规在正常范围。②清洗鼻腔与鼻前庭，剪去鼻毛。③给予抗生素治疗，如青霉素等。

（3）操作者准备：戴口罩、帽子、无菌手套。告知即将进行的操作。

4. 操作步骤　①患者取卧位，先用 0.1% 肾上腺素 1mL+ 奥布卡因凝胶 5mL 棉片做鼻中隔表面麻醉，5 分钟更换棉片一次，麻醉 2～3 次至患者无明显疼痛感。②在鼻中隔黏膜凸起部从上向下做垂直切口，切开黏骨膜（若为鼻中隔手术后引起者则由原切口进入中隔腔）。③吸净血液后，用刮匙刮除血块，将鼻中隔两侧黏膜紧密对合，鼻腔填以碘仿或凡士林纱条或一次性可降解耳鼻止血棉。④如为鼻中隔脓肿，切开后吸净脓液，探查脓腔，如有异物或坏死组织应即去除，用 0.4% 庆大霉素冲洗脓腔数次后放入橡皮引流条，再用碘仿纱条填塞。

5. 操作要点　①切开鼻中隔血肿或脓肿时应在严密无菌条件下进行。②刮除鼻中隔血肿要彻底，并观察有无新鲜出血点，如有应彻底止血后再对合黏骨膜，填塞纱条。③清除鼻中隔血肿或脓肿时勿损伤黏骨膜。

6. 术后护理　①患者取半坐位。②鼻腔纱条于 24 小时后分次抽出，并观察有无再形成血肿的情况，脓肿橡皮引流于 24 小时后取出。若引流分泌物较多，仍需用抗生素冲洗术腔，更换引流条，至分泌物消失为止。③抽纱条后鼻腔滴入肾上腺素以利鼻黏膜收缩，防止粘连。④术后应用抗生素，并注意患者有无头痛、发热等症状，以防脓肿向上扩展，引起颅内并发症。

第七章 鼻出血 ▷▷▷

鼻出血轻者仅表现为涕中带血，重者可出现失血性休克，是多种疾病的一个常见症状，可由鼻部损伤引起，亦可因脏腑功能失调所致。严重者可危及生命，是鼻科常见的急症。本病属于中医学"鼻衄"范畴。

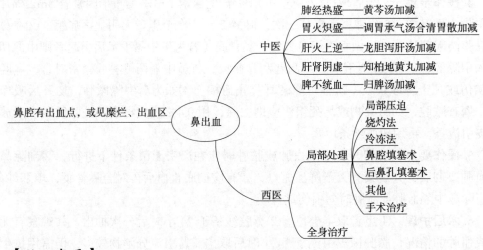

临证备要

1. 本病多为里证，常虚实夹杂，一般根据鼻黏膜特征，出血的量、色、质，结合局部及全身症状和舌脉，可以辨明。本病基本病机为邪热上蒸，迫血妄行，或血失统摄，溢于脉外。出血量大时需考虑外治的方法。

2. 儿童患者出血部位多位于鼻中隔前部利特尔区，老年患者多位于鼻腔后段鼻咽静脉丛。高血压相关性出血，多有出血量大，突发突止，出血时间与血压升高的时间相对应的特点，在止血的同时需积极控制血压。

辨证论治要点

鼻出血要以辨虚实为主。一般而言，实证鼻衄发病较急，出血量较多，颜色鲜红或深红；虚证鼻衄，多表现为鼻衄反复发作，时作时止，血色淡红，量多少不一，出血难止且病程较长。鼻衄的治疗首先应遵循急则治标、缓则治本的原则。以止血为首务，待止血后，详细了解病史、临床表现并进一步检查，明确病因。

【临床案例】

孙某，男，17岁。1992年1月21日初诊。南京炼油厂。反复鼻衄已一年多，量也较多，曾输过400mL血。近3天来出过血。曾做过5次冷冻，也未能控制。近来发现耳鸣。检查：右侧利特尔区大面积及较深的溃疡1个，上有血痂。舌薄苔，质淡白，脉大而数。

医案：周年大衄，营血之亏，已不言而喻，同时利特尔区溃疡如此之深，亦属罕见。宗中医"见血不治血"论点，取峻剂扶正，当然所谓扶正者，亦气血两补也。黄芪10g，紫河车10g，党参10g，山药10g，苏子10g，酸枣仁10g，当归10g，白芍6g，阿胶10g，甘草3g，7剂煎服。

1992年1月28日二诊。在此一周中，未见出血。耳鸣暂息，胃纳依然木然。检查：右利特尔区溃疡已浅许多；左侧也有些粗糙。舌薄黄苔，脉平。

医案：匝旬不衄，当然属佳事。但利特尔区病灶未除，病根依然存在，未可额手过早。（内服）黄芪10g，党参10g，白术6g，酸枣仁10g，茯苓10g，远志6g，山药10g，苏子10g，木香3g，甘草10g，7剂煎服。（外用）黄芩油膏，外用涂鼻腔，每日2次。

1992年2月21日三诊。时历20多天，天天进药不辍，故而一直没有出血，唯鼻腔有干燥感。检查：利特尔区右侧尚有浅在性溃疡，左侧粗糙。舌薄苔映黄，脉平。

医案：鼻血已止，乃症状之改善无疑。利特尔区之粗糙，为病患之未愈无讳，改用清金乃鼻科之常规。稍参补脾，效疡科之"溃疡首重脾胃"之旨耳。桑白皮10g，黄芩3g，金银花10g，党参10g，白扁豆10g，茯苓10g，山药10g，丹皮6g，赤芍6g，连翘6g，7剂煎服。

（摘自《中国百年百名中医临床家丛书·干祖望》）

【检查操作】

1.前鼻镜检查和鼻内镜检查　操作方法见第三章第一节急性鼻炎及第五章第二节慢性鼻窦炎。首先，观察鼻腔有无活动性出血，观察有无静脉迂曲暴露、小动脉破裂、血管瘤、黏膜糜烂以及新生物等；若暂时无活动性出血，需仔细观察隐匿部位，如下鼻道后穹窿、嗅裂、中鼻道窦口开口处、中鼻甲垂直部与水平部移行处等，必要时需用0.1%肾上腺素1mL+奥布卡因凝胶5mL棉片收缩后观察。

2.鼻窦CT检查　首选冠状位，需结合水平位及矢状位。了解有无窦腔炎性病变及新生物，寻找出血原因。

【治疗操作】

鼻腔止血术

1.局部压迫　适用于较轻的鼻腔前段少量出血。用棉片浸以0.1%肾上腺素、0.05%

羟甲唑啉、3% 过氧化氢溶液、凝血酶等填塞鼻腔 5 分钟至 2 小时。渗血较多者，可选用可吸收性止血材料，如明胶海绵、可降解耳鼻止血棉等。

2. 烧灼法　适用于少量出血，且可见明显出血点者。常用等离子、激光及微波等物理烧灼及化学药物烧灼如铬酸、30% ～ 50% 硝酸银或 30% 三氯醋酸等烧灼。

3. 前鼻孔填塞法

（1）操作目的：填塞鼻腔以压迫止血。

（2）适应证：出血较剧烈或出血部位不明时。

（3）操作前准备：①物品准备：枪状镊、窥鼻器、弯盘各一，鼻腔填塞物（碘仿纱条、凡士林纱条、明胶海绵、可降解耳鼻止血棉）。②患者准备：坐位或者半卧位，放松情绪。③操作者准备：了解出血情况，注意全身状态，做好血常规及测定血压等检查，以防术中发生失血性休克或虚脱。安慰患者，降低其紧张情绪。戴口罩、帽子、无菌手套。告知即将进行的操作。

（4）操作步骤：①先用 0.1% 肾上腺素 1mL＋奥布卡因凝胶 5mL 棉片收缩鼻甲和鼻腔黏膜。②将无菌凡士林纱条的一端双叠 10 ～ 12cm，将折叠端放进鼻腔后上方嵌紧，再将折叠部分上下分开，使短的一段平贴鼻腔上部，长的一段平贴鼻腔底，形成一向外开口的"口袋"。③然后将纱条的长段填入"口袋"深处，自上而下，从后向前进行连续填塞，使纱条紧紧填满整个鼻腔。④剪去前鼻孔外面多余的纱条，用棉球紧塞前鼻孔。⑤填塞完毕，须检查是否仍有鲜血经后鼻孔流入咽部。

（5）操作要点：①纱条开端必须固定好，以免松动后从后鼻孔落出，导致堵塞失败。②纱条的送入，必须在明视下，有步骤地逐层填紧，不要前紧后松；尽量避免因动作盲目、粗暴损伤鼻黏膜，以致引起新的出血灶或术后发生鼻腔粘连。在鼻中隔偏曲或有出血倾向的患者及儿童更应注意这一点。③填入纱条根数必须在病史或手术记录内记清，以免抽除时遗漏。

（6）术后护理：①出血完全停止后，可从前鼻孔往纱条上滴鱼肝油，以方便抽纱条，减少再出血机会。②根据出血情况（一般在血止后 24 ～ 48 小时），分次抽去填塞纱条。

4. 后鼻孔填塞术

（1）目的：鼻腔填塞止血。

（2）适应证：①经前鼻孔堵塞后，仍有血自后鼻孔不断流下，出血不能控制者。②鼻咽纤维血管瘤或鼻咽癌手术后，术腔堵塞止血。

（3）操作前准备：①物品准备：枪状镊、窥鼻器、弯盘各一，鼻腔填塞物（碘仿纱条、凡士林纱条、明胶海绵、可降解耳鼻止血棉）。直角形压舌板一块，大号血管钳一把。导尿管一根、后鼻孔堵塞物（圆枕形，长约 3cm，直径 2.5cm；或锥形后鼻孔堵塞用纱布球一个）。②患者准备：坐位或者半卧位，放松情绪。③操作者准备：了解出血情况，注意全身状态，做好血常规及测定血压等检查，以防术中发生失血性休克或虚脱。安慰患者，降低其紧张情绪。戴口罩、帽子、无菌手套。告知即将进行的操作。

（4）操作步骤：①先用 0.1% 肾上腺素 1mL＋奥布卡因凝胶 5mL 棉片收缩鼻甲和鼻

腔黏膜。②先将一根细橡胶导尿管沿出血侧鼻腔底经前鼻孔插入，经鼻咽部至口咽部用血管钳将其拉出口外，另一端仍留在前鼻孔外。③把后鼻孔纱球的两根固定线缚于导尿管上，左手将导尿管向外抽，使纱球固定线引出前鼻孔，并继续外拉，嘱患者张口，助手用压舌板压住舌面，术者右手持血管钳（或用示指）顺势将纱球经口咽送入鼻咽部，使之妥贴固定于后鼻孔。④行鼻腔堵塞。⑤鼻孔前放一小纱布卷，将后鼻孔纱球的两根固定线打活结固定其上，纱球后部的引线从口腔引出，用绞布固定于面颊部。

（5）操作要点：①根据患者年龄及体形，选用适当大小的后鼻孔纱球，过大过小都会影响止血效果。②在将后鼻孔纱球拉向鼻咽部时，当心引起悬雍垂擦伤及血肿等，以免术后吞咽疼痛。③纱球固定线要牢固，不能太细，最好用尼龙线，并必须在前鼻孔固定好，以防纱球脱落引起窒息。

（6）术后护理：除前鼻孔填塞术注意事项外，还应注意以下护理要点：①为防止中耳炎、鼻窦炎等并发症，常规应用抗菌药物以预防感染，但不宜采用耳毒类抗生素。②填塞期间密切注意患者呼吸、吞咽及神志情况，一旦出现并发症征兆，要及早处理。③经常留意后鼻孔纱球固定线是否牢固，有否切伤鼻翼皮肤。前鼻孔固定纱布卷为血液及鼻腔分泌物浸渍时，要随时更换，以防前鼻孔周围皮肤糜烂、发炎。④填塞物可分次逐步取出。纱条、纱球孰先孰后，或同时取除，要根据病情而定。

第八章 鼻部囊肿 ▷▷▷▷

第一节 鼻前庭囊肿

鼻前庭囊肿是在鼻前庭底部皮下、梨状孔前外方，上颌骨牙槽突浅面软组织内，以一侧鼻孔处呈半球形隆起为主要表现的鼻病。本病属于中医学"鼻孔痰包"范畴。

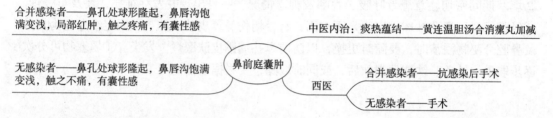

合并感染者——鼻孔处球形隆起，鼻唇沟饱满变浅，局部红肿，触之疼痛，有囊性感

无感染者——鼻孔处球形隆起，鼻唇沟饱满变浅，触之不痛，有囊性感

鼻前庭囊肿

中医内治：痰热蕴结——黄连温胆汤合消瘰丸加减

西医

合并感染者——抗感染后手术

无感染者——手术

【临证备要】

鼻前庭下方微有隆起，用二指分别在口腔前庭及鼻前庭处，行口腔前庭及鼻前庭联合触诊。穿刺有淡黄色囊液可确诊。囊液不含胆固醇结晶，可与牙源性囊肿鉴别。X 线显示无骨质破坏，与牙齿无关联。

【辨证论治要点】

脾胃蕴热生痰，痰热互结，循经流注凝结于鼻窍。若痰热久郁化火生毒，或痰包处理不当，复染邪毒，可变为痈肿之症。

【检查操作】

1.前鼻镜检查和鼻内镜检查 操作方法见第三章第一节急性鼻炎及第五章第二节慢性鼻窦炎。

2.鼻窦 CT 检查 首选冠状位，结合矢状位 CT 影像。表现特点：在梨状孔底部局限性类圆形软组织影，多为囊性密度，边缘清楚，密度可较一般囊肿高，增强后不强化。若伴感染，囊壁可呈局部强化或环形强化。

【治疗操作】

鼻前庭囊肿揭盖术

1. 目的 切除鼻前庭囊肿突出于鼻腔外侧壁相应部分的鼻黏膜及囊壁，囊肿无法闭合，外侧壁囊壁化生为鼻腔外侧壁黏膜。

2. 适应证 鼻前庭囊肿鼻腔外侧壁有明显突出者。

3. 禁忌证 鼻前庭囊肿并发炎症时。

4. 操作前准备 ①物品准备：1%利多卡因、生理盐水、1%丁卡因、刀柄、刀片、剪刀、碘仿纱条、棉片、止血钳。②操作者准备：手术衣、无菌手套、口罩、帽子。

5. 操作步骤 先用碘伏行鼻腔及面部消毒，用1%利多卡因（不加肾上腺素）5mL病变侧眶下神经及病变相应牙龈黏膜局部浸润麻醉，1%丁卡因（加适量肾上腺素）鼻腔表面麻醉。麻醉满意后，用15号小圆刀切开囊肿最突出于鼻腔部位的鼻腔黏膜及囊壁，囊液流出，吸出后沿切口用剪刀切除囊肿内侧壁，囊肿内侧壁大部分切除后，囊腔填入碘仿纱条并填塞鼻腔前部。

6. 注意事项

（1）术后抗炎治疗一周。

（2）术后三天取出鼻腔前部填塞的碘仿纱条，囊腔填塞碘仿纱条视囊肿大小于术后一周到两周取出。

第二节 鼻窦囊肿

鼻窦囊肿是指发生于鼻窦的囊肿，可分为鼻窦黏液性囊肿、鼻窦浆液性囊肿和含牙囊肿。中医古代无本病的明确记载。

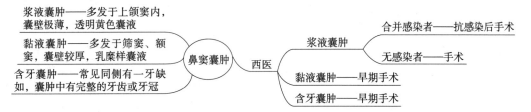

【临证备要】

1. 中医古籍无本病的明确记载，可根据患者全身症状及体质进行辨证施治。

2. 浆液性囊肿无局部压迫症状可以不处理。浆液性囊肿由于多发生于额筛区、额窦，其壁厚，膨胀性生长破坏周围重要结构，诊断后建议早期手术。鉴别诊断需与肿瘤鉴别，MRI 的特征性表现有助于诊断。

【辨证论治要点】

本病可根据患者全身症状及体质进行辨证施治。

【检查操作】

1. 前鼻镜检查和鼻内镜检查　操作方法见第三章第一节急性鼻炎及第五章第二节慢性鼻窦炎。

2. 鼻窦 CT 检查　首选冠状位，需结合水平位及矢状位。

第二篇 耳科常见疾病

第九章 耳外伤及外耳道异物 ▷▷▷▷

第一节 耳廓外伤

耳廓外伤可单独发生，亦可伴发于头面部外伤。因耳廓显露于外，易遭机械性损伤、冻伤及烧伤等，其中以挫伤和撕裂伤多见。本病属中医学"耳损伤"范畴。

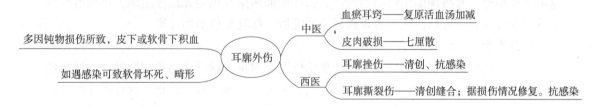

【临证备要】

1. 耳廓外伤的病因应该为挫伤和撕裂伤。
2. 耳廓瘀肿，应避免用力揉按，以免再度出血，血肿增大。
3. 应用足量抗生素，严防感染。
4. 鼓膜破裂应禁止污水入耳，以防止感染。应避免不恰当擤鼻。

【辨证论治要点】

耳损伤的辨证，主要辨损伤的部位及程度。耳廓肿痛无皮肉破损者，可行气活血，散瘀止痛；有皮肉破损者，当活血祛瘀，止血生肌。

【检查操作】

耳廓及耳周检查方法

1. 患者取坐位，被检查耳朝向检查者，检查者于自然光照下观察耳廓外形、大小、位置，双侧是否对称。

2. 注意耳廓及其周围有无瘘口、赘生物、局限性隆起，耳廓有无畸形，皮肤有无红肿等。触摸耳廓，了解有无压痛、增厚、皮下肿物等。

3. 触压耳周及乳突区有无压痛，耳周淋巴结有无肿大、压痛等，注意两侧对比。

【治疗操作】

耳廓清创术

1. 目的 早期清创缝合，以免后遗难治性畸形。

2. 适应证 开放性外伤早期。

3. 禁忌证 如有颅脑外伤或颌面外伤并存在休克症状者应先处理休克并请相关科室会诊，待生命体征平稳后再行清创缝合。

4. 操作前准备 ①物品准备：1% 利多卡因、生理盐水、5-0 丝线、针、刀柄、刀片、纱布、止血钳。②操作者准备：无菌手套、口罩、帽子。

5. 操作步骤 先用 1% 利多卡因（不加肾上腺素）5mL 局部浸润麻醉，小儿可在全身麻醉下进行。用 3% 过氧化氢、生理盐水、新洁尔灭反复冲洗伤口，勤更换外耳道填塞的灭菌棉球，并将周围组织清创消毒，去除创面污染及确定无活性组织，尽可能保留皮肤及破碎软骨。最后以庆大霉素稀释液冲洗后，修整复位塑形耳廓。

6. 注意事项

（1）外伤后应早期清创缝合，尽量保留皮肤，对位准确后用小针细线缝合，然后松松包扎，术后用抗生素防止感染，可配合高压氧治疗。如皮肤大缺损，软骨尚完整，可用耳后带蒂皮瓣或游离皮瓣修复。如皮肤及软骨同时小面积缺损，可做边缘楔形切除再对位缝合。对完全断离的耳廓应及时将其浸泡于含适量肝素的生理盐水中，应尽早对位缝合。术中用肝素溶液冲洗断耳动脉后，吻合颞浅动脉耳前支或耳后动脉。术后若发现水肿或血肿，及时切开排液，可望断耳再植成功。

（2）清创前用灭菌棉球填塞外耳道，以防血污入耳引起外耳道或中耳感染，同时注意及时更换棉球，保持住术区无菌状态。

（3）止血时勿用止血钳钳夹组织，不宜使用肾上腺素，以免收缩血管，影响血供。

（4）仔细清创，注意保护未损伤组织及神经，修整软组织残缺不全处，尽可能保留皮肤及残留软骨，以支撑耳廓外形。

（5）对位平铺后注意固定易移位的软骨。

（6）缝合完毕后，用指腹轻轻捏压塑形后耳廓，消毒后使用抗生素油纱覆盖术区，用灭菌纱布依据耳廓形状、大小填充耳甲腔及耳廓前后，适度加压包扎以维持耳廓自然外观。

第二节　鼓膜外伤

鼓膜外伤常因直接或间接外力作用所致。鼓膜破裂后突感耳痛，耳鸣，听力减退。检查多呈裂隙状穿孔，边缘有少量血迹。本病属中医学"耳损伤"范畴。

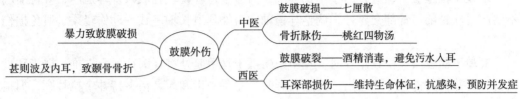

【临证备要】

1. 嘱患者戒除挖耳等习惯。
2. 鼓膜破裂应禁止污水入耳，以防止感染。应避免不恰当擤鼻。
3. 经久不愈的鼓膜穿孔应行鼓膜穿孔修补术。

【辨证论治要点】

耳损伤的辨证，主要辨损伤的部位及程度，一般而言，伤于外耳、中耳，病情轻；伤于颞骨者，病情重而危。鼓膜破损者，应活血祛瘀，止血生肌；骨折脉伤者，当活血养血，祛瘀通窍。

【临床案例】

王某，女，35岁。2000年5月12日初诊。

1周前患者左耳被人打伤后耳鸣、听力下降。曾在当地诊所服用中西药治疗效果不佳。刻诊：左鼓膜充血，后下方有一 4mm² 穿孔点，边缘有血迹，电测听示：左耳中度传导性耳聋。患者头昏，耳鸣，情绪烦躁，舌质暗，脉弦。证属肝气郁结，气滞血瘀。方用通气散加味。柴胡、当归、赤芍、龙胆草、石决明各15g，川芎、香附、丹皮、栀子、丹参各10g，磁石、甘草各6g。水煎服，每日1剂。服药5剂，患者耳鸣、头昏消失，听力明显提高，穿孔点变小。守方继服5剂，诸症消失，鼓膜穿孔愈合。

按：鼓膜外伤属中医暴聋范畴。鼓膜损伤，情绪烦躁，致使肝气郁结，经络郁阻，气滞血瘀，证属肝气郁结，气滞血瘀，治以通气散加减。方中柴胡、丹皮、栀子、龙胆草、香附疏肝理气；当归、赤芍、川芎、丹参活血化瘀；石决明、磁石潜阳息鸣；甘草调和诸药。全方共奏疏肝理气活血之效。

（摘自《通气散治验3则》）

【检查操作】

鼓膜检查法

1. 准备　患者取侧坐位，受检耳朝向检查者。调整额镜及光源，将反射光线投射至受检耳。

2. 双手检查法　检查者一手牵拉耳廓，另一手持耳镜轻轻放入外耳道内，耳镜前端不要超过软骨部与骨部交界处，调整耳镜轴向与外耳道长轴一致，动作轻柔，避免损伤外耳道。

3. 单手检查法　检查左耳时，左手中指抵于耳甲艇处将耳廓往后上方推，拇指和食指持耳镜并将其置入外耳道内；检查右耳时，左手中指和无名指夹持并牵拉耳廓，拇指和食指持耳镜并放入外耳道内。

4. 电耳镜检查法　电耳镜配有光源及放大镜，可窥察外耳道及鼓膜的细微病变，适用于卧床患者及婴幼儿。使用之前，先进行徒手检查，清除外耳道内的分泌物，避免影响观察。

5. 鼓气耳镜检查法　调整光源及额镜，使反射光投射至外耳道内，一手持大小适宜的鼓气耳镜置入外耳道内，紧贴外耳道内壁，以形成一个密闭空间。另一手反复挤压 – 放松橡皮球，使外耳道内交替产生正、负压，通过鼓气耳镜上的放大镜观察鼓膜情况，诸如活动度、穿孔等。

正常情况下，挤压皮球使外耳道产生正压时，鼓膜向内凹陷，放松皮球使外耳道产生负压时，鼓膜向外膨出。当鼓膜穿孔、鼓室内积液或负压时，鼓膜活动度下降；咽鼓管异常开放或鼓膜菲薄时，鼓膜活动度则异常增大。

6. 硬性耳内镜检查法　被检查者取卧位或坐位，暴露被检查耳，选择硬性耳内镜沿外耳道口缓慢进入外耳道，了解外耳道及鼓膜情况，必要时清理外耳道耵聍、分泌物等。

第三节　外耳道异物

外耳道异物是指外来物体误入耳道。外来物包括了一切可入耳的动植物及非生物类异物。

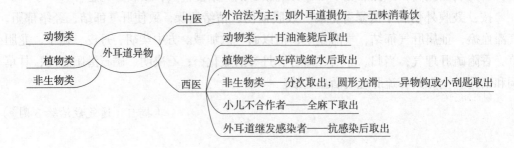

【临证备要】

1. 以"取出异物，保护外耳道"为原则。
2. 嘱患者戒除挖耳等习惯。

【辨证论治要点】

本病有确切的外耳道异物病史，结合局部症状和体征，诊断不难。选择适当的手术方法取出异物是治疗的最佳手段。

【检查操作】

外耳道检查法

1. 准备 患者取侧坐位，受检耳朝向检查者。调整额镜及光源，将反射光线投射至受检耳。

2. 双手检查法 检查者一手向后、外、上牵拉耳廓（儿童牵拉方向为后、外、下），另一手食指拨开耳屏，充分暴露外耳道口，额镜光线照入外耳道，观察外耳道。

3. 单手检查法 检查左耳时，左手中指、食指牵拉耳廓往后上方，拇指拨开耳屏观察外耳道；检查右耳时，左手中指、拇指牵拉耳廓往后上方，食指拨开耳屏观察外耳道。

4. 电耳镜检查法 使用之前，先进行单手检查，清除外耳道内的分泌物，避免影响观察，左手牵拉耳廓暴露外耳道，右手持镜缓慢进入外耳道，避免损伤外耳道。

5. 硬性耳内镜检查法 被检查者取卧位或坐位，暴露被检查耳，选择硬性耳内镜沿外耳道口缓慢进入外耳道，了解外耳道情况，必要时清理外耳道耵聍、分泌物等。

【治疗操作】

外耳道异物取出术

1. 目的 取出外耳道异物，避免或控制感染。

2. 适应证 进入外耳道的各类生物类或非生物类外耳道异物。

3. 操作前准备 物品准备：额镜、光源、枪状镊、耵聍钩。

4. 操作步骤 患者取坐位或平卧侧头位，调节光源，使异物充分暴露于视野中。用耵聍钩自外耳道口伸入，经异物上方达异物后面，然后向前钩出。

5. 注意事项 对外耳道前部的圆形光滑异物不可用镊子夹取，以免将异物推至外耳道深部，甚至中耳腔。

对小儿患者须将全身固定，以防挣扎乱动，必要时可用全身麻醉。

对不能钩出的较大异物，可用粗型钳子夹碎，然后分次取出。

对过大的金属性或矿物性异物，可行外耳道切开术取出。

异物取出后可出现外耳道出血、外耳道感染等症，且长期外耳道异物可并发外耳道炎、外耳道胆脂瘤等，故外耳道异物取出后，需进一步治疗相关并发症。

第十章　外耳疾病 ▷▷▷

第一节　外耳道炎

外耳道炎系外耳道皮肤及皮下组织的弥漫性感染性炎症。本病属中医学"耳疮"范畴。

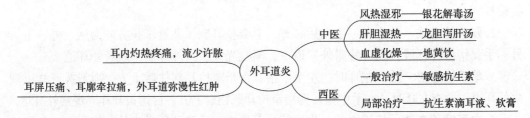

【临证备要】

1. 治疗以"抗炎、消肿、止痛"为原则。
2. 嘱患者戒除挖耳等习惯，及时治疗脓耳等疾病。

【辨证论治要点】

耳疮的辨证，重点是辨表里、脏腑、气血。风热湿邪者，当疏风清热，解毒祛湿；肝胆湿热者，当清泻肝胆，利湿消肿；血虚化燥者，当养血润燥。

【临床案例】

韦某，男，36岁。1987年10月15日初诊。起病3天，疼痛出于左耳，扯动耳壳重些，波及枕部作痛，甚至右侧头面出现闪电样抽痛，全身症状不明显，张嘴时也作痛。舌薄黄，质红，脉来浮大。查：左外耳道皮肤角化，轻度充血，鼓膜（−）。风邪袭于上焦，热毒泄于肾窍，西医所谓外耳道感染。当以疏风清热为法，桑菊饮化裁。处方：桑叶10g，菊花10g，金银花10g，连翘6g，薄荷6g，夏枯草10g，蚤休10g，苍耳子10g，甘草3g。另以黄柏水（黄柏煎水）洗患处。4剂，每日1剂，水煎服。1987年10月19日二诊：病情基本痊愈，前方减苍耳子，续进3剂。

按《诸病源候论》云："风热乘之，随脉入于耳，与血气相搏，故耳生疮。"风热邪毒郁滞耳道肌肤，气血凝聚，经脉不利，宜疏风解表，清热消肿。药用桑叶、菊花、金银花、连翘、薄荷疏散上焦风热，夏枯草为引经药，蚤休、苍耳子清解热毒，甘草调和诸药。

（摘自《干祖望教授辨治耳病医案浅析》）

【检查操作】

外耳道检查法　操作方法见第九章第三节外耳道异物。

【治疗操作】

滴耳法

1.目的　局部使用药物，使药物直达患处，以治疗外耳或中耳疾病。

2.适应证　外耳、中耳疾病出现耳痛、耳流脓等症者。

3.操作前准备　物品准备：药物、治疗床。

4.操作步骤　患者取坐位或平卧侧头位，患耳朝上，牵拉耳廓至后上方以保持外耳道通畅，向外耳道内滴入药物 3 ～ 5 滴，保持体位不变 5 ～ 10 分钟。

5.注意事项

（1）滴耳药物温度应尽量接近体温，避免药液温度过高或过低刺激前庭而导致眩晕发作。

（2）药液滴入后可以轻按耳屏数次，以促进药液流向深处。

（3）滴耳治疗前建议适当清理外耳道，包括耵聍、脓液、霉菌等物，使药物达到最佳治疗效果。

第二节　外耳道疖

外耳道疖为外耳道皮肤的局限性化脓性炎。本病属中医学"耳疖"范畴。

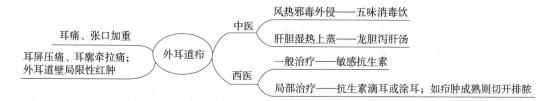

【临证备要】

1.嘱患者戒除挖耳等习惯。

2.若疖肿成熟，应行切开排脓（与外耳道纵轴平行）。

【辨证论治要点】

耳疖的辨证，当辨表里、脏腑。风热邪毒外侵者，当疏风清热，解毒消肿；肝胆湿热上蒸者，当清泻肝胆，利湿消肿。

【临床案例】

王某，男，42岁。初诊：2017年11月14日。主诉：左耳痛，张口、咀嚼时加重2天，胃纳可，夜寐安，二便调。既往有挖耳史。检查：左侧外耳道前壁近外耳道口可见一局限性隆起，顶端膨隆、色黄，鼓膜完整，标志清。舌红，苔薄黄，脉浮数。西医诊断：局限性外耳道炎。中医诊断：耳疖，风热外袭证。治法：疏风清热，解毒消肿。选方：银翘散合五味消毒饮加减。处方：金银花30g，连翘30g，桔梗6g，薄荷（后下）6g，淡竹叶10g，防风10g，淡豆豉10g，牛蒡子10g，炙甘草6g，野菊花10g，蒲公英15g，紫花地丁15g，天葵子10g。3剂，每天1剂，水煎300mL，分2次服用，每次150mL。11月17日二诊：左耳痛较前明显减轻，胃纳可，夜寐安，二便调。检查：左侧外耳道前壁近外耳道口稍隆起，鼓膜完整，标志清。舌淡红，苔薄白，脉弦。前方继服3剂。11月20日三诊：左耳痛消失，胃纳可，夜寐安，二便调。检查：左外耳道通畅，鼓膜完整，标志清。嘱变化随诊。

按：局限性外耳道炎属中医学之"耳疖"范畴。多因挖耳，损伤外耳道皮肤，风热毒邪乘机侵袭，阻滞耳窍经脉而发病。挖耳伤及皮肤，风热邪毒趁机侵犯耳窍，阻滞经脉，气血凝滞，故耳道红肿疼痛；张口、咀嚼等动作易刺激耳道红肿部位，故疼痛加重；舌红，苔薄黄，脉浮数为风热外袭之象。故取疏风清热、解毒消肿之法，方选银翘散合五味消毒饮加减。方中金银花、连翘气味芳香，既可疏散耳窍风热，又可清解耳窍之热毒，故重用为君药。薄荷、牛蒡子味辛而性凉，疏散耳窍风热，清利头目；荆芥、淡豆豉辛而微温，解表散耳部之风邪，两者虽辛温，但辛而不烈，温而不燥，配入辛凉解表方中，增辛散透表之力，为去性取用之法，以上四药俱为臣药。芦根、淡竹叶清热生津，防热邪伤津；桔梗开宣肺气，引诸药上行至耳窍，同为佐药。炙甘草调和诸药，护胃安中，为使药。方中又加清热解毒之五味消毒饮，紫花地丁、蒲公英、野菊花、天葵子均属清热解毒之药，增清热解毒、消肿散结之功。其中，紫花地丁入心肝血分，善清热解毒凉血，消耳部红肿，为治血热壅滞、痈肿疮毒、红肿热痛之常用药；蒲公英苦寒，可清解耳窍火热毒邪，又可泄降滞气，为清热解毒之佳品；野菊花辛散苦降，清热泻火、消肿止痛力胜，为外科疗痈之良药；天葵子味苦辛性寒，善于清热解毒，治头面疗疮疖肿。诸药合用，共奏疏风清热、解毒消肿之效。

（摘自《银翘散加减治疗耳鼻喉科疾病验案举隅》）

【检查操作】

外耳道检查法 操作方法见第九章第三节外耳道异物。

【治疗操作】

外耳道疖肿切开引流术

1. 目的 促进脓液排出。

2. 适应证 疖肿、脓肿已成熟者。

3. 禁忌证 脓未成熟者；伴全身严重感染者。

4. 操作前准备 物品准备：刀柄、刀片、纱布、引流条、止血钳。操作者准备：无菌手套、口罩、帽子。

5. 操作步骤 操作部位消毒、局部浸润麻醉；切开脓肿：切口应在脓肿或疖肿最低位（平卧位），一般与外耳道纵轴方向一致，切口长度应至少等于脓肿直径，必要时做"+"或"++"型切口；脓腔内有纤维间隔，可用止血钳离断，使之成为一个完整的脓腔；若引流仍欠通畅，可在适当位置做对位切口，便于引流。

6. 注意事项 结核性冷脓肿而无混合感染时，一般不做切开引流。手术时忌挤压脓肿，以免感染扩散。

第三节 外耳湿疹

外耳湿疹是指发生在耳廓、外耳道及其周围皮肤的多形性皮疹。本病属中医学"旋耳疮"范畴。

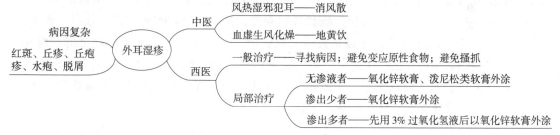

【临证备要】

1. 嘱患者戒除挖耳等习惯。
2. 患病期间，忌辛辣炙煿食物及鱼、虾以及有可能引起过敏的食物。
3. 发病期间避免任何局部刺激，忌用肥皂水洗涤患处。

【辨证论治要点】

耳疮的辨证，首辨虚实，再辨风、湿、热偏盛。风热湿邪犯耳者，当清热祛湿，疏风止痒；血虚生风化燥者，当养血润燥，祛风止痒。

【临床案例】

王某，男，45岁。2017年12月18日初诊。双耳痒，流黄水3天，口苦，纳差，寐尚安，小便黄，大便正常。检查示双耳耳甲腔、耳屏、外耳道口皮肤潮红、渗液、结痂，舌淡红苔黄腻，脉弦数。西医诊断为外耳湿疹。中医诊断为旋耳疮。辨证为肝胆湿热证。治以清热解毒，祛湿止痒。方用龙胆泻肝汤加减。药用龙胆草10g，黄芩10g，栀子10g，泽泻10g，盐车前子10g，生地黄10g，当归10g，白鲜皮10g，地肤子10g，藿香15g，佩兰15g，炙甘草6g。共3剂，日1剂，水煎300mL，早晚分服。2017年12月21日二诊：双耳痒、流黄水较前减轻，口苦，纳尚可，寐安，小便黄，大便正常。检查示双耳耳甲腔、耳屏、外耳道口皮肤潮红、渗液较前减轻，舌淡红苔黄腻，脉弦数。原方再服7剂。2017年12月28日三诊：双耳流黄水、口苦消失，时双耳痒，纳尚可，寐安，二便调。检查示双耳耳甲腔、耳屏、外耳道口皮肤正常。舌淡红苔黄微腻，脉弦数。原方去泽泻、车前子、藿香、佩兰，再服3剂。1周后电话随访，双耳痒、流黄水未再发。

按：《外科证治全书》谓："旋耳疮一名月蚀疮，生耳后缝间，延及耳褶上下，色红，如刀裂之状，是流黄水，乃胆脾湿热。"足少阳胆经之脉循耳后，其支者从耳后入耳中，出走耳前。肝胆互为表里，胆经循耳，肝之络脉亦络于耳。肝胆湿热蒸灼耳窍，可见耳部皮肤潮红灼热，湿热壅于肌表而流大量黄水；热极生风，风盛则痒；湿热蕴结肝胆，胆气上逆则见口苦；肝木乘土，脾失健运，则纳差；热炽灼液，故小便黄。舌淡红苔黄腻，脉弦数属肝胆湿热之象。当以清热解毒，燥湿止痒为治则。以龙胆泻肝汤加减。方中龙胆草性味苦寒，入肝、胆经，既利肝胆湿热，又能泻肝胆实火，泻火除湿。黄芩、栀子苦寒泻火，燥湿清热，加强龙胆草泻火除湿之功。泽泻、车前子药性沉降，泄热渗湿，导湿热从水道而去。生地黄、当归养血滋阴，使邪去而阴血不伤。炙甘草调和诸药。加白鲜皮苦寒，清热燥湿，祛风止痒。地肤子辛、苦，寒，清皮肤中湿热而止痒。藿香味辛，芳香化湿浊。佩兰性平，化湿和中。

（摘自《谯凤英应用龙胆泻肝汤治疗耳鼻喉科疾病经验》）

【检查操作】

耳廓检查方法　见第九章第一节耳廓外伤。

【治疗操作】

中药湿敷法

1.目的　缓解外耳及耳周炎症，根据所用药液不同可有止痒、止痛、减少渗出物、促进皮肤愈合等不同功效。

2.适应证　外耳、耳周皮肤病损。

3.操作步骤　清洁操作部位，根据中医辨证选取药物如黄连、白鲜皮、苦参、地肤子、蛇床子、黄柏、鱼腥草、茯苓等药物煎汤取汁，药汁浸透 5 ~ 6 层医用纱布后适当挤压，去除多余药液并贴敷于患处，纱布干燥后更换，渗液过多时可增加更换频率。

4.注意事项　中药湿敷法所选药物应建立在辨证论治基础之上，本着"湿因湿用"的原则，一般用于皮肤病损渗液较多的情况，如旋耳疮、耳疮等。

第四节　耳廓假性囊肿

耳廓假性囊肿又名耳廓非化脓性软骨膜炎、耳廓浆液性软骨膜炎、耳廓软骨间积液等，系指耳廓外侧面的囊肿样隆起，内含浆液性渗出物。本病属中医学"耳廓痰包"范畴。

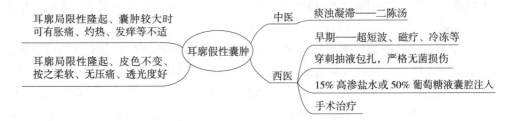

【临证备要】

1.肿块不宜反复揉按，以防增加机械性刺激，促使肿块扩大。

2.一般不宜切开引流，以免染毒而转为断耳疮。穿刺抽液前应严格消毒，无菌操作。

【辨证论治要点】

本病主要因脾胃功能失调，痰浊内生，复受风邪外袭，夹痰浊上窜耳廓，痰浊凝滞，困结于耳而发病。治疗当祛痰散结，疏风通络。

【临床案例】

李某，女,52 岁。2015 年 8 月 24 日初诊。主诉：右耳耳廓肿胀，灼热伴痒感半年。半年前，患者无意间发现右耳耳廓外侧面局限性隆起、肿胀，未引起重视，后病情加重甚则不能侧卧乃前往当地医院就诊。自诉曾于当地医院多次穿刺抽液，病情反复，未见明显改善，且半年来肿胀范围逐渐扩大，遂来就诊。刻诊：右耳耳廓红肿，灼热，伴瘙痒感，偶觉憋胀疼痛，纳可，睡眠较差，因右侧卧压迫右耳耳廓肿胀部位疼痛，故不能右侧卧，小便偏黄，大便干。查体：耳廓肿胀部位按之稍硬，透光度尚可，局部皮温偏高，舌质红，边尖尤甚，舌苔微黄腻，脉缓滑。此外，患者素有风湿病史多年，现无不适。处方：法半夏 9g，陈皮 12g，茯苓 12g，薏苡仁 15g，泽泻 12g，夏枯草 10g，僵蚕 10g，浙贝母 12g，桑白皮 12g，蒲公英 12g，芦根 10g，竹叶 10g，瓜蒌 18g，桔梗

10g。4剂，水煎服，日1剂，早晚饭前半小时温服。

2015年8月28日二诊：服药后右耳耳廓肿胀、灼热及瘙痒感稍有改善，疼痛明显减轻，纳可，口渴，睡眠无明显改善，大便秘结。查：右耳耳廓红肿减轻，肿胀部位触之较前柔软，仍偏硬，局部皮温略高于正常，舌质红，苔薄黄微腻，脉缓滑。处方：续前方加炒莱菔子15g，生地黄12g，麦冬10g，玄参12g。4剂，水煎服，日1剂，早晚饭前半小时温服。

2015年9月1日三诊：患者右耳耳廓肿胀及瘙痒感明显好转，无灼热及疼痛，纳可，口不干渴，睡眠较前有改善，已能右侧卧，大便稍干，诉近日右手各指关节疼痛伴灼热感，右足痛。查：右耳耳廓红肿好转，耳廓触之仍稍偏硬，局部皮温正常，右手指关节肿胀明显，皮色偏红，皮温偏高，舌质红，苔薄稍黄，脉缓滑。处方：前方去麦冬、生地黄、玄参，加牛膝10g，透骨草10g，甘草10g。4剂，水煎服，日1剂，早晚饭前半小时温服。

2015年9月8日四诊：患者自诉再次出现右耳耳廓肿胀。右手指关节灼热、肿痛及右足痛改善不明显。查：右耳耳廓稍肿胀，不红，局部皮温正常，右手指关节肿胀，皮色偏红，皮温偏高，舌质红，苔薄黄，脉弦缓滑。处方：法半夏9g，陈皮12g，茯苓12g，薏苡仁15g，泽泻12g，浙贝母12g，蒲公英12g，瓜蒌18g，僵蚕10g，牛膝12g，透骨草10g，桑枝10g，桂枝6g，秦艽10g，知母12g，甘草6g。4剂，水煎服，日1剂，早晚饭前半小时温服。

2015年9月17日五诊：患者诉前方服4剂后耳廓肿胀好转，右手指关节肿痛明显改善，故继服前方（2015年9月8日方）5剂至本次就诊。刻下见：右耳耳廓肿胀明显好转，不伴灼热、麻痒及疼痛，纳眠可，右侧卧完全无碍，二便正常，右手各指关节疼痛及灼热感明显减轻，右足不痛。查：右耳耳廓红肿好转，耳廓触之如常人，局部皮温正常，右手指关节肿胀不明显，皮色及皮温正常，舌质红，苔薄稍黄，脉缓。处方：瓜蒌15g，浙贝母10g，法半夏9g，茯苓12g，陈皮10g，薏苡仁12g，赤芍12g，牡丹皮10g，知母12g，秦艽10g，牛膝12g，甘草6g。4剂，水煎服，日1剂，早晚饭前半小时温服。

2015年9月22日六诊：患者药后右耳耳廓无肿胀、无灼热疼痛及麻痒不适，皮肤表面颜色正常，触之局部皮温正常，指下无隆起感，右手指关节未见红肿，无疼痛，皮色及皮温正常，偶觉指端麻木不舒，纳眠可，二便调。舌质淡红，苔薄白，脉缓。嘱患者停药观察，如有不适，及时就诊。2016年3月17日因咳嗽再次前来就诊，诉耳廓肿胀及右手指关节不适再未发生。

按：耳廓假性囊肿病因目前尚不明确，但多认为是因机械性刺激、挤压造成局部微循环障碍引起组织间的无菌性炎性渗出而发病，部分学者也认为其发生可能与机体局部自身免疫有一定关系。中医学认为耳廓痰包多因饮食、劳倦伤脾，以致脾胃功能失调，痰浊内生，复受风邪外袭，夹痰浊上窜耳窍，痰浊凝滞，困结于耳而发病，治疗常以祛痰散结，疏风通络为法。笔者根据病情，结合患者整体情况及耳廓局部辨证，在祛痰散结，疏风通络基础上加用清热散结化瘀药物，诸药合用，化痰消肿散结，清热活血祛瘀，从而达到改善局部血液循环，减少囊内渗出，促进囊壁愈合的目的。

此案中，患者自诉风湿病史多年，且就诊时小便偏黄，大便干，舌质红，边尖尤甚，舌苔微黄腻，脉缓滑均为一派痰湿热之象，分析其病因可能为风湿病日久湿聚为痰，痰郁化热，加之外感风邪而发病。故初诊时治以清热化痰散结为主，以二陈汤去甘草加浙贝母、瓜蒌化痰散结为主；配僵蚕、夏枯草、蒲公英清化痰热，散结消肿；辅以桑白皮、薏苡仁、泽泻、芦根、竹叶、桔梗清热利水，消肿排脓。二诊症状改善，但有口渴、大便秘结等伤津症状，故在原方基础上加用增液汤滋阴清热，润肠通便。三诊时耳部症状已经大为改善，但此时出现了风湿热表现，在化痰散结基础上加用牛膝、透骨草活血通络祛风湿。但四诊时却出现了病情反复，并见右手指关节肿胀，皮色偏红，皮温偏高，舌质红，苔薄黄，脉弦缓滑。可见此时病机已经有所变化，热象偏重，故调整思路，方用知母、秦艽、牛膝、透骨草、僵蚕、桑枝、桂枝祛风清热通络为主，兼顾化痰散结。五诊时患者症状基本好转，嘱其服祛痰散结，清热通络，祛瘀活血调理方案巩固疗效。六诊时已完全如常人，故停药观察，后期随访无复发。由此观之，本病治疗过程中祛痰散结贯穿始终，以二陈汤去甘草加浙贝母、瓜蒌化痰散结；治疗期间结合患者整体情况，视其痰湿、热象的轻重，随证化裁。如前期痰湿之象明显，故辅以桑白皮、薏苡仁、泽泻、芦根、竹叶等利水消肿；中期热象明显，且关节肿胀，故加用大量祛风清热通络药如知母、秦艽、牛膝、透骨草、僵蚕、桑枝、桂枝等，切中病机，药用得法，收效甚好。此验案体现了中医整体观念与辨证论治的完美结合，值得临床借鉴。

（摘自《从痰湿论治耳廓假性囊肿验案举隅》）

【检查操作】

耳廓检查方法 见第九章第一节耳廓外伤。

第五节 耳廓化脓性软骨膜炎

耳廓化脓性软骨膜炎是指耳廓软骨膜的急性化脓性炎症，软骨因血供障碍而逐渐坏死。病情发展比较迅速，可致耳廓畸形，应积极诊治。本病属中医学"断耳疮"范畴。

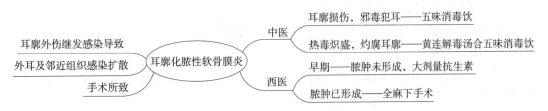

【临证备要】

1.耳部手术和局部治疗时应严格消毒，遵循无菌操作原则，避免损伤软骨。
2.对耳廓的各种外伤，均要彻底清创，严防继续感染。

3. 积极治疗易继发耳廓感染的疾病。

4. 应使用足量激素，严防感染坏死。

【辨证论治要点】

本病根据病程长短、局部肿起处有无波动感或溃破流脓以辨明是否有脓肿形成。未成脓者，当消、清、散；已成脓肿当切开排脓。其中，耳廓损伤，邪毒犯耳者，当清热解毒，消肿止痛；热毒炽盛，灼腐耳廓者，当清热解毒，祛腐排脓。

【临床案例】

姚某，男，79 岁。

主诉及病史：左耳廓肿痛流脓 20 余日，开始由左耳冻疮结痂自以手揭之所致。刻下：左耳廓肿胀疼痛，流脓量少，大便秘结。西医诊为化脓性耳软骨膜炎。

诊查：左耳廓肥厚韧硬，充血不明显，部分已被腐蚀，有少量脓性分泌物附着，耳下区可扪及数个肿大的淋巴结，舌苔黄腻，脉大而软。

辨证：杖朝之年，气血已衰，脓腐之恙，热毒内蒸。疼痛不甚，肿势不焮者，乃系正虚难以托毒耳。

治法：此非归芪不能扶正祛邪，舍银甘无以解毒清热，四妙汤主之。

处方：生黄芪 15g，当归 15g，金银花 30g，甘中黄 4g（包煎）。5 剂。

九一丹加青敷药换药每日 1 次。

二诊：左耳廓肿痛减轻，脓出量多而稠。左耳廓肿胀渐消，脓液较前略稠，舌苔薄白，脉平。药进 5 剂，正气渐充，得以托毒外泄，方尚中的，毋事更章。原方药 5 剂，换药同前。

三诊：左耳疼痛消失殆尽。左耳廓上部肿退，创口排脓通畅，创口下部有脓腔，周围略红肿。舌苔薄白，脉平。炎炎之势似已得挫，但脓液积有阻痊途，迩来又作红肿，可知伏热仍盛，重用清热。

处方：金银花 10g，连翘 10g，紫花地丁 10g，蒲公英 10g，蚤休 10g，甘草 3g，太子参 10g，当归 10g。5 剂。

九一丹加青敷药，每日换药 1 次。

四诊：肿痛消失，左耳廓上有 3 个创口，有脓性分泌物外溢。已衰其大半，断耳之虞可免。原方增损。

处方：金银花 10g，连翘 10g，蚤休 10g，半枝莲 10g，生黄芪 10g，当归 10g，甘草 3g。5 剂。

九一丹加黄连油纱条，加金黄膏外敷。

五诊：患者感左耳瘙痒。左耳上部皮肤已红润如常，下部不肿胀，有 1 个创口流脓量少而稠，舌脉正常。毒以脓出而泄，虚以归芪而充，愈期指日可待。

处方：黄芪 10g，当归 10g，金银花 10g，白芍 6g，甘草 3g，白术 6g，山药 10g，蚤休 10g。

5 剂，换药同前。药后痊愈。

按：断耳之恙来势颇急，热毒壅盛不言而喻，然观其患者年过古稀，老态龙钟，气血已衰可想而知。热毒内蒸，灼损气血而正气益虚；气血虚衰，难以托毒，而热毒日盛。

本虚标实，助纣为虐；清之过甚，正何以堪；补之益之，又恐恋邪。事当两顾，方取四妙汤。其中黄芪补益气血而托毒生肌，乃疮家之要药；当归"治痈疽"，排脓止痛，和血补血（《本草纲目》）；金银花、甘中黄味甘性寒，清热解毒，消肿排脓。四药合用，虽扶正而无碍泄邪，虽清解而不伤气血，相辅相成，相得益彰，用药虽简，但力专效宏，故疗效甚捷。

（摘自《中国现代名中医医案精粹》）

【检查操作】

耳廓检查方法　见第九章第一节耳廓外伤。

【治疗操作】

耳廓清创术　见第九章第一节耳廓外伤。

第十一章　中耳疾病 ▶▶▶▶

第一节　大疱性鼓膜炎

大疱性鼓膜炎是指因病毒感染所致的以耳痛、鼓膜生血疱为主要特征的急性耳病。又称出血性大疱性鼓膜炎，病变发生在鼓膜及其邻近外耳道，多为单侧发病，亦可连续地发生于双侧。

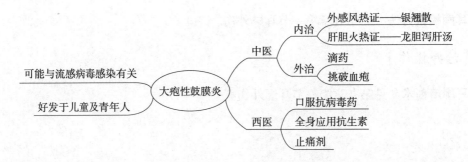

【临证备要】

1. 大疱性鼓膜炎是一种由病毒感染引起的鼓膜炎症。
2. 患有上呼吸道感染的幼儿以耳痛为主诉者应警惕大疱性鼓膜炎。

【辨证论治要点】

大疱性鼓膜炎是以耳痛为主要表现的中耳疾病之一，临证应根据耳痛的性质、程度、病程长短及伴随症状进行辨证。初感风热外邪之时，疼痛突起，多为刺痛或胀痛，婴幼儿可因疼痛出现哭闹不安、抓耳挠腮、拒乳夜啼等不适；肝胆火热炽盛之时，疼痛进一步加剧，可牵连同侧头痛，烦躁易怒。

【临床案例】

患者黄某，男，33 岁，个体户。2012 年 4 月 3 日就诊。患者主诉：反复左耳疼痛 2 日，加重伴堵塞感 1 日，伴听力下降，耳内胀闷感，口干口涩，渴而欲饮，纳尚可，眠差。二便调。专科检查：双耳耳廓外观无畸形，双侧外耳道通畅，左侧外耳道深部充血，鼓膜红肿，表面见一血疱，鼓膜可窥及处完整。双乳突区无压痛。舌质紫暗，苔薄白，脉细涩。

中医诊断：鼓膜炎。辨证：邪毒滞留，气血瘀阻证。

西医诊断：大疱性鼓膜炎。

中医治法：行气活血，通窍开闭。

处方：通窍活血汤加减。赤芍 15g，川芎 15g，桃仁 12g，红枣 12g，红花 15g，柴胡 12g，龙骨 12g，石菖蒲 12g，远志 12g，牡蛎 30g，麝香 12g。7 剂内服。

按：邪毒滞留，脉络阻塞，气血瘀滞，故耳内见一血疱，耳内胀闷堵塞感明显，气血瘀阻，窍闭不通，故见听力减退，气血运行不畅，故见舌质暗红，脉细涩。根据患者左耳疼痛，伴堵塞感，听力下降，耳内胀闷感，口干口涩，渴而欲饮，纳尚可，眠差，二便调，舌质紫暗，苔薄白，脉细涩的特点，当予行气活血，通窍开闭之剂。方选通窍活血汤加减。方中以川芎行气活血，赤芍、桃仁、红花活血化瘀，麝香芳香开闭，大枣补益气血以扶正，合用有行气活血通窍之功，加柴胡为引经药，引药入少阳，直达病所。方中龙骨、牡蛎、菖蒲、远志化痰开窍，安神定志。

（注：本病例为成都中医药大学附属医院门诊患者）

【检查操作】

鼓膜检查法 见第九章第二节鼓膜外伤。

【治疗操作】

血疱挑治

1. 目的 挑破血疱，减轻患者胀痛感，治疗大疱性鼓膜炎。

2. 适应证 大疱性鼓膜炎患者。

3. 禁忌证 颈静脉球体瘤（鼓室型）；严重心脏病或血液病者。

4. 操作前准备 ①物品准备：耳内镜、注射器、7 号针头、卷棉子，麻醉剂、碘伏，0.9% 的生理盐水。②患者准备：检查血压、血糖、血常规。血压 140/90mmHg 以下，血糖、血常规正常范围。③操作者准备：戴口罩、帽子、无菌手套，告知患者即将进行的操作。

5. 操作步骤 ①患者取仰卧偏头位或侧卧位，局部消毒后用卷棉子裹少许棉花蘸鼓膜麻醉剂涂于鼓膜大疱表面麻醉 5 ～ 10 分钟。②以针尖斜面较短的 7 号针头，在无菌操作下从血疱最低位刺入、挑破释放血液或抽出液体，必要时可重复挑刺，并清理外耳道。③挑刺完毕后，用消毒干棉球置于外耳道口。

6. 操作要点 ①术时注意消毒，以免感染。②严格掌握进针位置，勿刺及鼓膜后上象限，以免损伤中耳结构，导致耳聋及眩晕，或损及迷路结构，出现迷路刺激症状。③行挑破时，只需将大疱刺破，液体流出即可。④可酌情使用抗生素预防感染。⑤挑破后 1 周内，严禁污水入耳，以防感染。

第二节　分泌性中耳炎

分泌性中耳炎指以鼓室积液、听力减退、耳闷胀堵塞感为特征的中耳疾病。曾称卡他性中耳炎、分泌性中耳炎、浆液性中耳炎、粘连性中耳炎、非化脓性中耳炎。本病为常见病、多发病，以冬春季多见。是儿童的常见致聋原因之一，成人也可发本病。属中医学"耳胀""耳闭"范畴。

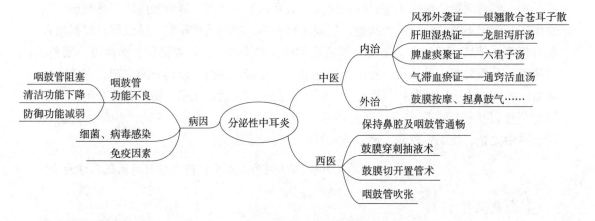

【临证备要】

1. 中医辨证施治应注重外邪、气滞、痰凝、血瘀等致病因素。
2. 成人久治不愈的单侧分泌性中耳炎应警惕鼻咽部肿瘤导致的机械性阻塞。
3. 分泌性中耳炎在小儿的发病率较高，是引起小儿听力下降的常见原因。

【辨证论治要点】

分泌性中耳炎临床表现以耳闷胀感、堵塞感为主，初病者堵塞感较轻，可由吞咽、咀嚼等活动减轻，属于"耳胀"范畴，致病因素多为外邪侵袭、经气痞塞、肝胆湿热等；病久堵塞感持续，可发展至"耳闭"范畴，临证需考虑痰凝、血瘀、邪毒滞留等情况，辨证运用活血化瘀、芳香通窍、破血散结类药物。

【临床案例】

凡某，男，20岁。1992年8月7日初诊。客岁5月感冒之后开始耳中憋气，听力下降，取用穿刺，俱有积液抽出。抽液七八次之多。所苦者，抽后不久又积。现在每当抽出之后听力可暂为提高一时。近来听力又下降，耳内有憋气感，自声增强。

检查：右鼓膜充血，伴以8个针刺小红点。舌薄苔，脉平。医案：渗出卡他，迹近乎中医之痰饮，为时已久，六君子汤主之。不过一旦积液内干，听力更加不济。

党参10g　　　　白术6g　　　　茯苓10g　　　　白芥子6g

| 陈皮 6g | 苦丁茶 10g | 半夏 6g | 甘草 3g |
| 菖蒲 3g | 天竺黄 6g | 7 剂煎服 | |

二诊：1992 年 8 月 18 日诊。药进 7 剂，自感十分舒服，唯听力又下降一些。憋气消失，自声改善。

检查：右鼓膜充血已无，下陷而有菲薄感。舌薄苔，脉平。医案：坤德一厚，积液自干。以中耳炎而论，告痊在即，不过重听一时难愈。

党参 10g	白术 6g	茯苓 10g	焦米仁 10g
陈皮 6g	山药 10g	菖蒲 3g	白芥子 6g
路路通 10g	甘草 3g	7 剂煎服	

（摘自《干祖望耳鼻咽喉医案选粹》）

【检查操作】

1. 咽鼓管功能检查

（1）吞咽试验法：①方法一：将听诊管的两端分别插入检查者及受检者的外耳道口，嘱受检者吞咽。如受检之咽鼓管功能正常，检查者即可从听诊管内听到一个短促而柔和的"嘭"的声响；②方法二：嘱受检者吞咽，同时观察其鼓膜活动情况，如鼓膜随着吞咽而向外活动，则表明该侧咽鼓管功能正常。

（2）波利策法：将听诊管的两端分别插入检查者与受检者的外耳道口，嘱受检者含一口水，检查者将波氏球前端的橄榄头塞入受检者一侧前鼻孔内，同时用手指将另一侧前鼻孔压紧。请受检者将水咽下，在吞咽的瞬间，检查者迅速挤压波氏球囊。咽鼓管功能正常者，检查者通过听诊管可听到一个短促而柔和的鼓膜振动音。（图 11-1）

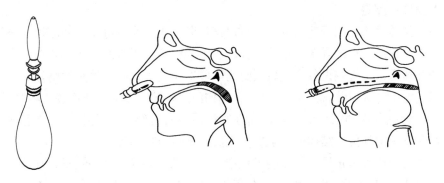

图 11-1 波利策法

（3）咽鼓管导管吹张法：患者取坐位，清洁鼻腔分泌物后，将听诊管的两端分别插入检查者与受检者的外耳道口。将咽鼓管导管弯头朝下沿鼻底徐徐插入鼻腔，达鼻咽后壁时转向外侧 90°，然后略向前拉，使导管越过咽鼓管圆枕而滑入咽鼓管口处，再将导管向外上方旋转 45°。一手固定导管，另一手持吹张球经导管注入空气，同时经耳听诊管听音。如咽鼓管通畅，则可闻及轻柔的吹风样"嘘—"音以及鼓膜振动声。如咽鼓

管狭窄，则可闻及断续的"呲—"声，无鼓膜振动声。如咽鼓管闭塞，则无声音。（图11-2）

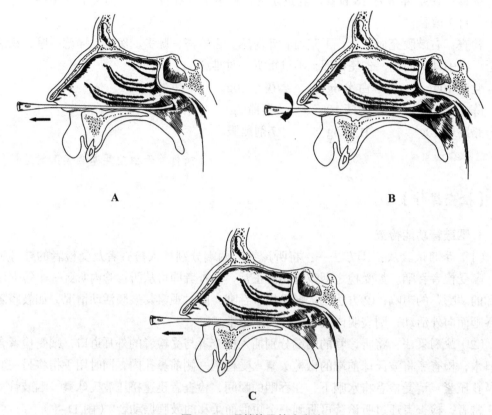

A   B

C

图 11-2　咽鼓管导管吹张法

2. 声导抗测定

（1）操作步骤：选择适当的声导抗测试设备，被检查者静坐，暴露被检查耳，避免吞咽，选择合适大小的耳塞，连接于探测头上并缓慢置于被检查者外耳道口，注意需完全封闭外耳道口，检查设备完成数据收集后取出探测头，同法检查对侧耳。

（2）意义（鼓室导抗图）：中耳传音结构的声阻抗主要取决于鼓膜、听骨链的质量，鼓膜、听骨链及中耳气垫的弹性。当鼓膜增厚、听骨链固定或中断、鼓室负压或积液时，都会改变中耳传音结构的声阻抗，进而影响对声音的传导。

外耳道内压力由正压变负压的过程中，鼓膜经历向内压陷→恢复正常位置→向外膨隆这一过程，鼓膜声顺也会发生动态变化，所记录下的外耳道压力 - 鼓膜声顺关系曲线，又称为鼓室功能曲线，由此反映鼓室病变的性质。（图11-3）

A 型曲线：鼓室功能正常。

A_s 型曲线：鼓室传音结构活动度下降，见于鼓膜增厚、耳硬化症等。

A_d 型曲线：鼓室传音结构活动度增加，见于鼓膜愈合性穿孔、听骨链中断、咽鼓管异常开放等。

B 型曲线：提示鼓室内积液或中耳粘连。

C 型曲线：鼓室负压，见于咽鼓管功能障碍。

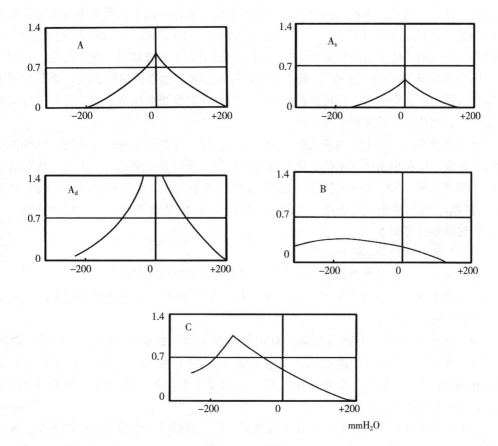

图 11-3　鼓室功能曲线

3. 镫骨肌反射　任一侧耳部接受强声时，均可引发双侧镫骨肌反射性收缩，使镫骨底板离开前庭窗，避免内耳受损，这一现象称为镫骨肌反射，又称为声反射，可分为直接和间接声反射。直接声反射，即一侧耳接受声音刺激，引起该侧耳镫骨肌收缩；如一侧耳接受声音刺激，引发另一侧耳镫骨肌收缩，则为间接声反射。

【治疗操作】

1. 鼓膜穿刺术

（1）目的：抽取鼓室积液，并可向鼓室腔内注入药液，用于诊断与治疗分泌性中耳炎。

（2）适应证：分泌性中耳炎患者；鼓室积液患者；大疱性鼓膜炎患者。

（3）禁忌证：颈静脉球体瘤（鼓室型）；严重心脏病或血液病者。

（4）操作前准备：①物品准备：耳内镜、注射器、7 号针头、卷棉子、鼓膜麻醉剂、碘伏、0.9% 的生理盐水。②患者准备：检查血压、血糖、血常规。血压 140/90mmHg

以下，血糖、血常规正常范围。③操作者准备：戴口罩、帽子、无菌手套，告知患者即将进行的操作。

（5）操作步骤：①患者取仰卧偏头位或侧卧位，消毒后用卷棉子裹少许棉花蘸鼓膜麻醉剂涂于鼓膜前下方（或后下、正下方）麻醉5～10分钟。②以针尖斜面较短的7号针头，在无菌操作下从鼓膜前下方（或后下、正下方）刺破鼓膜，进入鼓室，切勿过深，以有落空感为停止"信号"，刺入后固定针头抽吸，抽吸鼓室内积液，必要时可重复穿刺或适当扩大穿刺点，也可向鼓室内注入药液（如糜蛋白酶或激素）等。③穿刺抽液完毕后，用消毒干棉球置于外耳道口。

（6）操作要点：①术时注意无菌原则，以免感染。②严格掌握进针位置，勿刺及鼓膜后上象限，以免损伤中耳结构，导致耳聋及眩晕，或损及迷路结构，出现迷路刺激症状。③若抽出液黏稠，则可往鼓室内注射糜蛋白酶1mg，以免鼓室粘连。④鼓膜穿刺后，可酌情使用抗生素预防感染。⑤鼓膜穿刺后1周内，严禁污水入耳，以防感染。

2. 鼓膜切开置管术

（1）目的：治疗分泌性中耳炎。

（2）适应证：分泌性中耳炎、航空性中耳炎经鼓膜穿刺无效者。

（3）禁忌证：分泌性中耳炎之初，可先行鼓膜穿刺术；颈静脉球体瘤（鼓室型）；严重心脏病或血液病者。

（4）操作前准备：①物品准备：耳内镜、注射器、鼓膜切开刀、卷棉子、鼓膜麻醉剂、碘伏、0.9%的生理盐水。②患者准备：检查血压、血糖、血常规。血压140/90mmHg以下，血糖、血常规正常范围。③操作者准备：戴口罩、帽子、无菌手套，告知患者即将进行的操作。

（5）操作步骤：①患者取仰卧偏头位或侧卧位，消毒后用卷棉子裹少许棉花，蘸鼓膜麻醉剂涂于鼓膜前下方（或后下、正下方）麻醉5～10分钟。②暴露鼓膜：选择耳镜或耳内镜（常用），以便看清鼓膜。③充分暴露鼓膜后，用鼓膜切开刀在鼓膜的前下方（或后下方、前上方）做弧形切口。④鼓膜切开后，用吸引器清除干净鼓室内积液，必要时可使用地塞米松、糜蛋白酶等冲洗鼓室。⑤选择合适大小的鼓膜通气管，使用鼓膜置管器，经切口处安置鼓膜通气管。⑥可经鼓膜通气管滴入地塞米松，发挥局部抗炎作用。⑦切开置管完毕后，用消毒干棉球置于外耳道口。

（6）操作要点：①鼓膜切开刀必须锐利（锐刀切开鼓膜可达到无痛的程度），防止撕裂鼓膜。②若整个鼓膜受累，切口应在鼓膜下部；若病变区位于鼓膜上部，切口则开在前上方；注意勿向后上方切开，防止损伤该区域的听小骨。除特殊情况外，在鼓膜前下、后下或前部切开鼓膜不致损伤中耳腔内重要结构。③切口的位置勿距鼓膜边缘太近，以免误将外耳道壁切开。④鼓膜切开刀不可刺入太深，以免伤及中耳腔内壁，仅用刀尖切开鼓膜即可。因中耳腔非常狭小，在正常情况下，鼓膜脐部至鼓岬距离仅2mm，下鼓室为4mm，在鼓膜内陷时更狭窄。⑤注意无菌操作，以免引起感染。

第三节　化脓性中耳炎

化脓性中耳炎指由细菌感染引起的发生于中耳的急、慢性化脓性炎症。急性化脓性中耳炎病变一般局限在鼓室黏膜，严重者波及骨质。慢性化脓性中耳炎常因急性化脓性中耳炎反复发作，迁延不愈所致，病变可深达骨膜甚至骨质。中耳炎若失治误治，可引起颅内外并发症。本病好发于婴幼儿及学龄前儿童。属于中医学"脓耳"范畴。

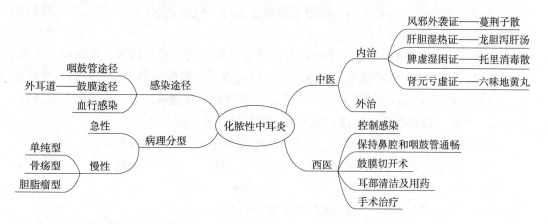

【临证备要】

1. 脓耳多因外感风热湿邪，肝、胆、脾、肾多脏功能失调所致。

2. 化脓性中耳炎伴有中耳肉芽、息肉、胆脂瘤、胆固醇肉芽肿等情况，经保守治疗无效者需考虑手术。

3. 基础治疗应重视患耳脓液清理，保证引流通畅，避免堵塞鼓膜穿孔部位。

【辨证论治要点】

脓耳主要依据起病的缓急，脓液的质、量、色，结合所兼症状及舌脉等情况，综合进行辨证。应注意本病在鼓膜穿孔前后表现有所不同，实证脓耳早期应尽早辨治以防转为慢性；若迁延不愈者症状加重应注意脓耳变证的可能。临证治疗时要注重局部用药与全身用药相结合。

【临床案例】

唐某，男，64岁。1958年1月8日就诊。自诉左耳流脓10余年，加重伴头痛1年，此间患者出现听力下降，一直未重视，近日觉流脓增多，遂来就诊。自诉脓水有臭味，伴头晕、头痛，听力下降，纳眠可，小便清长，大便调。精神可，舌淡，苔薄白，脉沉细弱。可见左外耳道口有黄白色脓性分泌物，隐约可见紫红色新生物，无法窥清鼓膜。肾为元阴元阳之脏，主耳，开窍于耳。肾阳不足，脾失温煦，耳失温养，寒湿内生，浊阴上干，久滞于耳，故病程长，脓液稀薄。肾主骨，肾虚耳窍失养，骨质不坚，故骨质缺损，寒湿浊邪久郁于耳，蕴积生毒，故脓液腥臭。舌淡苔薄白，脉沉细弱，均为肾元亏虚之征。诊断为脓耳，辨证乃属肾阳虚，治疗以温阳散寒为主，方选金匮肾气丸加减。

熟地黄 12g	山药 10g	山茱萸 10g	泽泻 10g
肉桂 6g	皂角刺 15g	浙贝母 6g	生黄芪 20g
云茯苓 12g	石菖蒲 10g	炮附子 10g	

10 剂，水煎服，每日 1 剂。炮附子先煎 2 小时，以箸沾水尝之，至口尝无麻辣感为度。

二诊：1958 年 1 月 19 日。耳内仍有少许分泌物流出，较前转清，量减少，头晕、头痛减轻，纳眠可，小便减少，大便调。局部检查：左侧外耳道少量分泌物，鼓膜穿孔，鼓室可见紫红色新生物。精神可，舌淡，苔薄白，脉细弱。方已奏效，湿浊减轻，但久病必血瘀，故酌加活血之品，减泽泻、浙贝母，加丹参、细辛。

熟地黄 10g	山药 12g	山茱萸 10g	肉桂 6g
皂角刺 12g	生黄芪 15g	云茯苓 12g	石菖蒲 6g
炮附子 6g	丹参 10g	细辛 3g	

10 剂，水煎服，每日 1 剂。炮附子煎服法同前。

三诊：1958 年 1 月 30 日。耳内已无分泌物流出，头昏头痛消失，纳眠可，二便调。局部检查：左侧外耳道无分泌物，鼓膜穿孔，鼓室可见紫红色新生物。精神可，舌淡，苔薄白，脉细稍数。流脓日久，津液耗伤，再加此前用利湿之剂，患者阴虚内热渐生，故去附子、肉桂，加知母、黄柏。

熟地黄 10g	山药 10g	山茱萸 10g	知母 6g
黄柏 6g	皂角刺 12g	生黄芪 15g	石菖蒲 10g
丹参 10g	细辛 3g		

10 剂，水煎服，每日 1 剂。

按：耳鼻咽喉病证的辨证有整体辨证与局部辨证，一般情况下应整体辨证与局部辨证相结合，整体证候明显时以整体辨证为主，整体证候不明显时以局部辨证为主。脓耳往往局部证候明显而全身证候并不明显。慢性脓耳之脓液多黏浊，其性属湿，而脾主运化，运化失职则湿浊内生，上干清窍，故单纯性中耳炎耳内流脓无臭时，多从脾虚邪滞认识。如肾阳不足，脾失温煦，耳失温养，寒湿内生，邪毒滞留，则治疗首选温肾泄浊法，方选金匮肾气丸加减。脓液转清，臭味消失，故应治以健脾渗湿，方选托里消毒散加减。后期因流脓日久，津液耗伤，真阴不足，故治以养阴泄浊之法。

（摘自《川派中医药名家系列丛书·熊雨田》）

【检查操作】

颞骨影像学检查

1. CT 检查 耳部 CT 目前已成为耳部影像学检查的常用技术手段，常取水平位和冠状位，可清晰显示中耳及内耳骨性结构。用于颞骨外伤显示颞骨骨折线，用于化脓性中耳炎了解病变范围，用于外耳、中耳胆脂瘤了解骨质破坏情况、确定手术范围，用于耳硬化病症了解镫骨底板受限情况，用于半规管裂了解瘘口部位等。

2. MRI 检查 耳部 MRI 能较好地显示内耳、内听道、桥小脑角等部位的软组织，常用于听神经占位、面神经病变、耳部肿瘤、耳源性脑脓肿等疾病的诊断，可结合耳部 CT 检查确定耳部良、恶性肿瘤手术方式。

【治疗操作】

鼓膜切开术

1. 目的 治疗化脓性中耳炎，切开鼓膜，以利引流。

2. 适应证 急性化脓性中耳炎耳痛剧烈、鼓膜红肿膨隆未破溃者；化脓性中耳炎穿孔过小，引流不畅者。

3. 禁忌证 颈静脉球体瘤（鼓室型）；慢性化脓性中耳炎已穿孔者；严重心脏病或血液病者。

4. 操作前准备 ①物品准备：耳内镜、注射器、鼓膜切开刀、卷棉子，鼓膜麻醉剂、碘伏，0.9% 的生理盐水。②患者准备：检查血压、血糖、血常规。血压 140/90mmHg 以下，血糖、血常规正常范围。③操作者准备：戴口罩、帽子、无菌手套，告知患者即将进行的操作。

5. 操作步骤 ①患者取仰卧偏头位或侧卧位，消毒后用卷棉子裹少许棉花，蘸鼓膜麻醉剂涂于鼓膜前下方（或后下、正下方）麻醉 5 ～ 10 分钟，若外耳道有脓液应完全吸净。②耳内镜下充分暴露鼓膜。③用鼓膜切开刀在鼓膜最膨隆处切开，或扩大原有鼓膜小穿孔。④鼓膜切开后，即有少许血液或脓液由切口溢出，以吸引器清除干净，必要时可做细菌培养和抗生素敏感试验。⑤可用抗生素或肾上腺皮质激素冲洗鼓室，结束后用无菌棉球堵塞外耳道。

6. 操作要点 ①鼓膜切开刀必须锐利（锐刀切开鼓膜可达到无痛的程度），防止撕裂鼓膜。②切口的位置勿距鼓膜边缘太近，以免误将外耳道壁切开。③鼓膜切开刀不可刺入太深，以免伤及中耳腔内壁，仅用刀尖切开鼓膜即可。

第十二章 耳源性颅内、外并发症 ▷▷▷

急、慢性中耳乳突炎感染向邻近或远处扩散，引起各种并发症，称为耳源性并发症。根据并发症发生的部位分为颅内、外并发症。其中，颅内并发症危险性最大，可危及患者生命。颅内并发症包括：硬膜外脓肿、乙状窦血栓性静脉炎、耳源性脑膜炎脑脓肿、硬膜下脓肿等。颅外并发症包括：耳后骨膜下脓肿、颈部脓肿、迷路炎等。属中医学"脓耳变证"范畴。

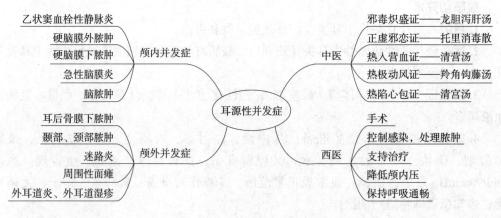

【临证备要】

1. 脓耳变证包括耳后附骨疽、脓耳面瘫、脓耳眩晕、黄耳伤寒，多因脓耳失治，邪毒内陷所致。

2. 耳源性颅内并发症属耳鼻喉科危重症，一旦发现需积极采用综合治疗，包括手术、抗感染、对症、支持治疗、中医药治疗等。

3. 耳源性颅外并发症轻者可考虑联合中医药治疗，严重者仍需考虑综合治疗，一般情况下手术清除病灶属关键。

【辨证论治要点】

脓耳变证总由脓耳失治、误治，邪毒侵蚀骨质，脓液引流不出而流窜至耳后完骨、颈部间隙、内耳迷路以及颅内所致。颅外并发症可在根据发病部位、脓液质地、伴随症状等不同加以辨证论治的基础上，结合外治法治疗；颅内并发症可根据热入营血、热陷心包、热极动风的不同，在综合治疗的基础上配以安宫牛黄丸、紫雪丹、至宝丹等。

【检查操作】

颞骨影像学检查

1. CT 检查　耳部 CT 目前已成为耳部影像学检查的常用技术手段，常取水平位和冠状位，可清晰显示中耳及内耳骨性结构。用于颞骨外伤显示颞骨骨折线，用于化脓性中耳炎了解病变范围，用于外耳、中耳胆脂瘤了解骨质破坏情况、确定手术范围，用于耳硬化病症了解镫骨底板受限情况，用于前半规管裂了解瘘口部位等。

2. MRI 检查　耳部 MRI 能较好地显示内耳、内听道、桥小脑角等部位的软组织，常用于前庭蜗神经占位、面神经病变、耳部肿瘤、耳源性脑脓肿等疾病的诊断，可结合耳部 CT 检查确定耳部良、恶性肿瘤手术方式。

【治疗操作】

耳后骨膜下脓肿切开引流术

1. 目的　促进脓液排出。

2. 适应证　骨膜下脓肿已成脓者。

3. 禁忌证　骨膜下脓肿未成脓者；伴全身严重感染者。

4. 操作前准备　物品准备：刀柄、刀片、纱布、引流条、止血钳。操作者准备：戴无菌手套、口罩、帽子。

5. 操作步骤　操作部位消毒，局部浸润麻醉；切开脓肿：切口应在脓肿最低位，一般选择纵向切口，必要时做"+"或"++"型切口；脓腔内如有纤维间隔，可用止血钳离断，使之成为一个完整的脓腔。

第十三章　周围性面瘫 ▷▷▷▷

　　周围性面瘫是指面神经核或面神经核以下的面神经各段损害所致的面肌麻痹。表现为同侧面部所有表情的迟缓性瘫痪。面瘫的同时，常伴有咀嚼、言语、味觉、视觉等功能障碍。周围性面瘫是多个疾病的共有症状，而非独立疾病。本病属于中医学"面瘫"范畴。

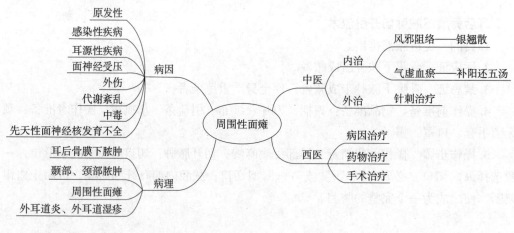

【临证备要】

　　1. 本病在中医辨证论治下结合针灸治疗具有优势。
　　2. 本病具有自限性，但仍有部分面瘫不能恢复，可遗留面肌痉挛、联带运动等问题。

【辨证论治要点】

　　本病多因正气不足，脉络空虚，风邪乘虚入中脉络，气血痹阻，筋脉弛缓所致。初起病多以风邪侵袭为主或夹有寒、热、痰等邪气，治疗上治以祛风通络；日久迁延不愈常为气虚血瘀之证，治以益气活血，化瘀通络。临床上应针对不同情况进行辨证论治。

【临床案例】

　　周某，男，46岁，教师。1981年1月30日就诊。
　　两周前洗澡汗出较多，翌日中午左侧不适，左眼闭合不全，左脸麻木紧绷，不能皱眉，口眼㖞斜，进食时左颊留滞食物。项强，肩麻酸胀，面微肿，左耳如蒙，右肢迟钝，纳差，腹胀，便溏。西医诊断为面瘫，配合电针治疗半月未解。舌质淡，苔白，脉缓无力。此系体质素亏，气血不足，汗出受风，风中经络而致㖞辟。益气养血，柔润祛风，用玉屏风散合四物汤加息风通络之品。

潞党参 30g，黄芪 30g，焦白术 18g，茯苓 18g，当归 10g，川芎 10g，白芍 10g，熟地黄 10g，桂枝 12g，僵蚕 10g，防风 12g，天麻 10g，全蝎 6g，甘草 3g，6 剂。

服第一剂似有汗出，面部紧绷麻胀减轻，续服续减，6 剂完，口眼闭合如常，症状均消，继以理中合六君汤调理脾胃善后。

按：本例由沐浴汗出，经络肤腠空疏，兼以平素气血亏虚，营卫不固，致外风乘虚袭入，经络拘急牵引而成，属风中经络轻证。故用养血益气、固表祛风之剂，使风邪外出，气血濡润，经络得以疏通，表气得以固护而愈。

（摘自《宋鹭冰温病论述及疑难杂症经验集》）

【检查操作】

面神经功能检查

1. 面神经损伤分级法（House–Brackmann 分级法，HBGS）

Ⅰ级：正常；两侧对称，各区功能正常。

Ⅱ级：轻度功能障碍；仔细观察时，可以察觉到面肌轻度无力，轻轻用力时眼睛能完全闭拢，用力微笑时面部轻度不对称，刚能察觉的联带运动，无挛缩或痉挛。

Ⅲ级：中度功能障碍；面肌明显无力，但无损面容，可有抬眉不能，用力时眼睛能完全闭拢，用力时口部运动有力，但不对称，有明显的联带运动或痉挛，容貌无损。

Ⅳ级：中重度功能障碍；面肌明显无力，有损面容，不能抬眉，用力时眼睛不能完全闭拢，口部运动不对称，严重的联带运动或痉挛。

Ⅴ级：严重功能障碍：闭眼不全，口角仅有轻微运动，通常无联带运动，痉挛或挛缩。

Ⅵ级：完全麻痹；面肌不能运动，张力消失，无联带运动，痉挛或挛缩。

2. 面神经损害定位检查

（1）镫骨肌反射测定：详见第十一章第二节分泌性中耳炎，反射消失提示镫骨肌以上损害。

（2）味觉检查：被检查者伸舌，检查者使用味觉刺激液分别涂布于双侧舌前 2/3 区域，了解双侧味觉有无差异，如存在差异提示异常，表示鼓索神经分支以上损害。

（3）泪腺分泌检查：泪液试纸进行双眼泪液分泌定量检查，较正常眼明显减少提示异常，表示膝状神经节以上损害。

3. 面神经损害定量检查

（1）面神经电图：是面神经损害的客观定量检查法之一，记录电极分别置于额肌、口轮匝肌，参考电极置于同侧鼻翼，双侧对称放置电极片记录电位变化。在相同距离下检测出患侧振幅下降 50% 或振幅消失提示异常，振幅下降 90% 以下提示预后较好，振幅下降至 95% 以下提示预后差。一般于发病 10 ～ 14 天检查。

（2）面肌电图：是面部表情肌损害的客观检查法，以同心圆针插入被测试肌肉内，检查该肌肉是否出现电位延长、纤颤、痉挛波等情况。

【治疗操作】

面瘫的体针治疗

1. 目的　改善面瘫症状，缓解面瘫患者的遗留症状。

2. 适应证　面瘫。

3. 禁忌证　穴位处皮肤病变影响针刺者，发生晕针、滞针、血肿等情况时禁针。

4. 操作前准备　①物品准备：一次性毫针（1 ～ 3 寸）、碘伏、棉签。②患者准备：暴露针刺部位。③操作者准备：戴口罩、帽子、无菌手套，告知患者即将进行的操作。

5. 操作步骤　①患者取仰卧位或坐位，穴位局部消毒。②根据穴位不同采用直刺、斜刺、平刺等方法进针。③进针后采用不同的行针手法（提插法、捻转法、飞法等）使针刺得气，根据病情需要采用不同的补泻手法配合。④留针 30 分钟（视情况而定，也可不留针）后取针，防止出血。

6. 操作要点　①面瘫患者常用穴：太冲、风池、翳风、阳白、迎香、地仓、合谷、攒竹、太阳、四白、人中、听会、颊车等。②选穴时以局部取穴为主，配合远端取穴。常取足阳明胃经、足太阴脾经、足少阳胆经之穴。③面瘫之初多用泻法，后期用补法。④可酌情配合灸法、穴位注射、电针、刺络拔罐等法。

第十四章　Hunt 综合征 ▷▷▷

Hunt 综合征主要是由水痘–带状疱疹病毒感染所致的膝状神经节炎，主要表现为一侧耳部剧痛，外耳疱疹，甚或耳聋、眩晕、口眼㖞斜。本病属于中医学"耳面瘫"范畴。

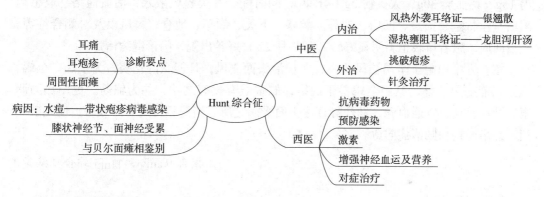

【临证备要】

1.本病耳带状疱疹与面瘫出现时间可不一致，多数疱疹早于面瘫出现，亦有面瘫较疱疹早出现者。

2.本病预后较贝尔面瘫差。

【辨证论治要点】

本病多因正气不足，脉络空虚，风邪乘虚入中脉络，气血痹阻，筋脉弛缓所致。初起病多以风邪侵袭为主或夹有寒、热、痰等邪气，治疗上以祛风通络为主；日久迁延不愈常为气虚血瘀之证，治以益气活血，化瘀通络。临床上应针对不同情况进行辨证论治。

【临床案例】

王某，男，52岁。主因"右侧口角歪斜伴右耳疱疹6天"于2009年8月12日收治入院。患者既往有脂肪肝、左肾结石、胆囊结石、右耳突聋病史。患者于2009年8月1日劳累后出现右侧颞枕部头皮疼痛，呈阵发性抽痛，2天后疼痛加重，曾予针刺、百会穴放血、口服汤药等治疗，疼痛无明显缓解。2009年8月6日开始逐渐出现右侧耳廓、外耳道及头皮疱疹，伴右侧口角歪斜、闭眼无力等症状。我院诊断为"耳带状疱疹"，予静脉滴注、激素及中药汤剂治疗，疱疹有减轻。2009 年 8 月 9 日出现鼻塞、咽痛、右耳疼痛等症状，体温 37.5℃，血象查到中性粒细胞升高，为求进一步诊治收入院。入院症见：右侧耳廓及头皮散在少量疱疹，右侧鼻唇沟及额纹消失，右侧口角下垂，不能完成鼓腮、示齿动作，右侧眼睑闭合无力，右耳周疼痛，右侧颞枕部头皮阵发性抽痛，咽痛，时有头晕，听力减退，有重听，无吞咽困难。舌暗，苔白腻，脉弦滑。

中医诊断：耳面瘫。辨证：湿热内蕴，风扰经络。

西医诊断：Hunt 综合征。

中医治法：清热解毒，祛风除湿，活血通络。

方药：以牵正散加减。白附子 10g，僵蚕 20g，全蝎 10g，蜈蚣 3 条，防风 20g，金银花 20g，紫草 10g，板蓝根 20g，蒲公英 20g，龙胆草 10g，栀子 10g，苍术 30g，泽泻 15g，鸡血藤 30g，大黄粉 2g（分冲）；同时配合针灸疏风散寒，活血通络，取患侧阳白、丝竹空、攒足、四白、迎香、颧髎、下关、颊车、地仓、翳风以及对侧合谷等。经治两周，患者口眼歪斜明显好转，于 9 月 22 日好转出院，门诊继续治疗。

按：方中白附子辛温祛风止痉，尤长治头面之风，且能燥湿化痰，为主药。全蝎、僵蚕均能祛风止痉，其中全蝎善于通络，僵蚕兼有化痰之功，共为辅药。更用热酒调服，酒性善走，宜通血脉，助药势直达头面受病之所。诸药相合则力专效著，使风散痰消，经络通畅，则诸症向愈。

（摘自 Ramsay-Hunt 综合征病案）

【检查操作】

面神经功能检查法 操作方法见第十三章周围性面瘫。

【治疗操作】

外耳疱疹挑治

1. 目的 挑刺疱疹，减轻患者胀痛感，治疗外耳道疱疹。

2. 适应证 耳带状疱疹、Hunt 综合征。

3. 操作前准备 ①物品准备：耳内镜、三棱针、碘伏。②患者准备：清洁，暴露病变处皮肤。③操作者准备：戴口罩、帽子、无菌手套，告知患者即将进行的操作。

4. 操作步骤 ①患者取仰卧偏头位或侧卧位，局部消毒后于耳内镜下充分暴露疱疹，尤其是疱疹充盈不破、张力较高者。②在无菌操作下以三棱针从疱疹最低位刺入、挑破释放疱液即可，必要时应清理外耳道。③挑刺完毕后，用消毒干棉球置于外耳道口。

5. 操作要点 ①术时注意消毒，以免感染。②可酌情使用抗生素预防感染。③行挑刺时，只需将疱疹刺破，使液体流出即可。④挑破后 1 周内，严禁污水入耳，以防感染。

第十五章　梅尼埃病 ▷▷▷▷

梅尼埃病是一种原因不明的，以膜迷路积水为主要病理特征，以发作性眩晕、波动性听力减退和耳鸣为临床特征的内耳疾病。本病属于中医学"耳眩晕"范畴。

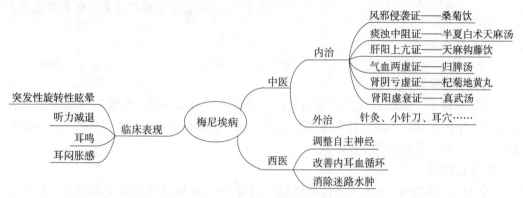

【临证备要】

1.耳眩晕多因风、火、痰湿、虚而作眩，内因与肝、脾、肾有关，尤以肝肾为主，外因风寒暑湿乘虚而入或七情所伤。

2.本病临床诊治有发作期及缓解期的不同，发作期以风、火、痰、瘀实证表现为主，缓解期则需考虑虚实夹杂，病久肝、脾、肾三脏俱虚。

3.梅尼埃病属于发作性前庭疾病，需避免长期烟、酒、浓茶、咖啡等刺激，低盐低脂饮食，避免情绪波动，缓解精神压力。

【辨证论治要点】

本病证有虚有实。虚证多为肾、脾之虚，如肾精亏损、脾气虚弱等；实证，可见风邪外袭、痰浊中阻、肝风内动等；也有虚中夹实证，如阳虚水泛等。本病发作期以实证多见，发作间歇期以虚证多见。临床上应针对不同情况进行辨证论治。

【临床案例】

刘某，女，45岁。1993年3月2日初诊。

眩晕一月有余，过去也曾有过，但为时短暂。今作不愈，左耳鸣叫。能接收外来噪音，有时突有沉重感，伴以泛恶。

检查：有轻度眼球震颤。舌白腻苔，脉细而弦。医案：痰浊久困，未得一清。方取化浊消痰一法。

陈胆星 3g	陈皮 6g	藿香 10g	佩兰 10g
姜半夏 6g	苏子 10g	菖蒲 3g	枳实 6g
焦苡仁 10g	甘草 3g	7 剂煎服	

二诊：1993 年 3 月 10 日诊。药进 7 剂，眩晕明显减轻，耳鸣缓解，泛恶接近消失。头顶部出现紧张感，两腿乏力无劲。检查：测血压 125/90mmHg。眼球震颤消失。舌薄苔，脉左平右细。

医案：痰浊渐清，虚象似露端倪。裁方逐渐向扶正靠近。

（摘自《干祖望耳鼻喉科医案选粹》）

【检查操作】

前庭功能检查

1. 眼震检查　受检者直立位或端坐位，暗室或半明室环境，佩戴 Frenzel 眼镜或裸眼向前正中位平视，不加任何刺激的情况下，观察双眼是否出现眼震，如有，记录眼震方向、持续时间及是否受固视抑制。

2. 变位试验

（1）Dix-Hallpike 试验：受检者坐位，佩戴 Frenzel 眼镜或裸眼平视前方，检查左侧后半规管及右侧前半规管时，头部先向左转向 45°，检查者扶其头部，辅助其迅速平卧，头部悬空于床边，与水平面夹角成 30°，保持头位 15 秒以上，观察有无眼震，如有眼震，记录眼震方向及持续时间，待眼震消失后扶住受检者迅速变换为坐位，观察眼震有无变化，如出现顺时针旋转上跳眼震多提示左侧后半规管耳石症，顺时针旋转下跳眼震提示右侧前半规管耳石症；检查右侧后半规管及左侧前半规管时，患者坐位时头向右转向 45°，余法同前，若发现逆时针旋转上跳眼震提示右侧后半规管耳石症，逆时针下跳眼震提示左侧前半规管耳石症。

（2）滚转试验（Roll-test）：受检者仰卧，检查者将其头部抬起，与水平面夹角成 30°，迅速向左侧（或右侧）偏转 90°，保持头位超过 30 秒，观察有无眼震，如有眼震，记录眼震方向及持续时间，待眼震消失后缓慢恢复至正中头位，再快速向对侧偏转 90°，保持头位超过 30 秒，观察有无眼震，如有眼震，记录眼震方向及持续时间；若双向引出向地性眼震提示水平半规管管结石症，眼震强侧为患耳，双向引出离地性眼震提示水平半规管嵴顶结石，眼震弱侧为患耳。

3. 温度试验　本试验所刺激外周感受器为双侧水平半规管壶腹嵴，刺激频率为超低频刺激。受检者平卧，头部抬高与水平面夹角成 30°，将 44℃热水（50°热气）或 30℃冷水（24°冷气）通过硅胶管匀速灌入一侧外耳道，持续时间为 30 秒，观察有无眼震及眩晕感受，记录眼震方向、强度及持续时间，于眼震高峰后给予固视点，观察是否存在固视抑制；同法检查另一侧耳。先灌注冷水（气）后灌注热水（气），比较双侧冷、热刺激的对称性。

4. 其他前庭功能检查　前庭肌源性诱发电位检查（cVEMP、oVEMP），用于检查耳石器（球囊斑、椭圆囊斑）功能；头脉冲试验可了解各半规管高频刺激下的功能状态；转椅试验可了解低频刺激下前庭功能状态。

5. 姿势平衡功能检查

（1）昂白征：受检者双手向两侧平举，双脚呈前后直线关系，可前脚跟靠近后脚尖，必要时嘱受检者闭目，观察有无身体摇晃或倾倒。如出现身体摇晃或倾倒可能提示前庭或小脑病变。

（2）过指试验：受检者与检查者相对，嘱其将一侧手臂向前伸出、上举并迅速放下，使其食指与检查者平伸的食指尖相接触，先睁眼进行数次，再闭眼重复数次。做毕，再进行另一侧。正常情况下，睁眼或闭眼时均无过指现象。如一侧前庭功能下降，睁眼时无过指，闭眼后双侧手臂均向该侧过指。如小脑病变，则仅出现一侧手臂过指。

【治疗操作】

耳石症手法复位术

1. 目的　改善耳石症眩晕表现，避免跌倒、恶心、呕吐、焦虑等情况。

2. 适应证　耳石症诊断明确；颈部、脊柱活动良好，无活动限制情况者；排除严重心脑血管疾病急性期、颈部血管疾病。

3. 操作前准备　检查床，Frenzel 眼镜，有条件者可使用全自动复位仪，恶心呕吐明显者可提前服用止吐剂，安抚患者情绪。

4. 操作步骤

（1）后半规管耳石症复位法：患者坐于检查床上，医师站立于患者身后或身侧，以右侧后半规管耳石症为例，右转患者头颈45°后迅速平躺，头悬垂与水平面夹角20°～30°，眼震消失后将患者头向对侧旋转90°，旋转至对侧45°位置，保持头身夹角不变，身体左侧为90°，待眩晕消失后快速恢复至坐位并低头。

（2）水平半规管管结石复位法：患者平卧位，头颈转向患耳侧，待眼震消失后快速转颈至对侧，眩晕消失后进一步转动身体至对侧卧位，后沿同一方向进一步翻滚身体至俯卧位，眩晕消失后恢复至患侧卧位。

5. 注意事项　老年患者可适当放缓速度，每一次变化体位前安抚患者避免骤发眩晕引起不适导致患者不能配合，每个位置观察20～30秒，部分可延长至1分钟，必待眼震消失后再进入下一步骤。

第十六章 耳聋 ▷▷▷

耳聋，指不同程度的听力下降。当听觉系统中的传音或（和）感音部分或（和）听神经或（和）其各级中枢发生病变，致听功能出现障碍时，即发生不同程度的听力下降。本病属于中医学"耳鸣耳聋"的范畴。

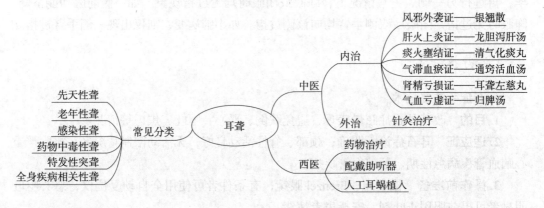

【临证备要】

1. 耳聋辨证，须抓住虚实辨证纲领，可以根据患者的年龄、体质、起病的缓急、耳鸣的声音大小及伴随症状等方面辨证。

2. 耳聋实证多与肺、肝、脾三脏有关，虚证与脾、肾二脏关系密切。

3. 保守治疗无效，可考虑配戴助听器。

【辨证论治要点】

耳聋有虚实之分，实证者多因外邪侵袭、肝火上扰、痰火郁结、气滞血瘀，循经上扰、蒙蔽清窍致病；虚证者多因脾肾不足、气血亏虚、清窍失养致病。治疗应辨清虚实，明确病因。实证者治以疏散外邪、清肝泄热、清热化痰、活血化瘀；虚证者治以健脾益肾、补益气血，兼以引经通窍之法。

【临床案例】

罗某，女，27岁。1960年5月3日就诊。自诉耳鸣如蝉，耳内胀闷数月，耳鸣夜甚，伴听力日渐减退，重听，头晕，心烦，纳呆，多梦失眠。患者曾多方求治，重庆某西医院诊断为神经性耳聋。局部检查见双侧外耳道通畅，双侧鼓膜完整、稍内陷，标志清楚。舌质暗红，舌尖有瘀点，脉欠流利。

患者耳鸣，听力下降，伴头晕，心烦，纳呆，多梦失眠，舌质暗红，舌尖有瘀点，此乃肝郁气滞，瘀血内阻所致之耳窍闭塞不通。故治以疏肝理气，活血通络，方拟柴胡疏肝散加减。

柴胡 10g	白芍 12g	川芎 10g	枳壳 10g
陈皮 6g	生甘草 6g	香附 6g	红花 6g
桃仁 10g	丹参 10g		

10 剂，水煎服，每日 1 剂。

针刺听宫、听会、阳陵泉、足三里、中渚、翳风、申脉、合谷等穴位，每日各选数穴针刺。

二诊：1960 年 5 月 14 日。诉其听力明显好转，对面交谈已能听清大部分对话，耳内胀闷感减轻。局部检查：双侧外耳道通畅，双侧鼓膜完整，标志清楚舌质暗红，舌尖瘀点减少，脉弦细。法已对证，故宗前法，在上方基础上酌加当归、熟地黄、枸杞子三味养血柔肝之品。

白芍 12g	川芎 10g	枳壳 10g	柴胡 10g
陈皮 6g	生甘草 6g	香附 6g	红花 10g
丹参 10g	当归 12g	枸杞子 10g	桃仁 10g
熟地黄 12g			

10 剂，水煎服，每日 1 剂。

针刺，主穴同前，每日各选数穴针刺。

三诊时诸症悉减，听力已恢复，仍耳鸣。舌质暗淡，脉细。听力已恢复，瘀血已除，为防活血过多耗气伤阴，故以补益脾肾之品如南沙参、生黄芪、山茱萸、女贞子等收功。

熟地黄 10g	枸杞子 10g	当归 10g	山茱萸 12g
生黄芪 20g	南沙参 15g	女贞子 6g	白芍 6g
茯苓 20g	牡丹皮 10g		

10 剂，水煎服，每日 1 剂。继续针刺。

按：耳乃宗脉之所聚，需赖脏腑清阳之气煦之，脏腑精华之血濡之而为听，若肝郁气滞，血行不畅，则清窍闭塞而重听，昔者多以肾虚耳不能听为治。岂料气机不利，血行不畅，气不煦耳，血不濡耳，何听之有？故熊老先生以疏肝理气、活血通络之剂治之，后以补益脾肾之根本而收功。

（摘自《川派中医药名家系列丛书·熊雨田》）

【检查操作】

听功能检查

1. 音叉试验 为门诊常用基本听力检查方法，常用256 Hz 和512Hz 的音叉。

（1）林纳试验（Rinne test，RT）：也称气骨导比较试验。方法：敲击音叉使振动臂振动，将音叉柄末端紧压于受检耳鼓窦区，嘱受检者感知骨导声音，至声音消失时立即放置于外耳道口测其是否能感知气导声音。通过比较同侧耳气导和骨导判断其耳聋性质。如气导大于骨导则为阳性（+），如气导等于骨导则为（±），如气导小于骨导则为（-）。

（2）韦伯试验（Weber test，WT）：也称骨导偏向试验。方法：敲击音叉后，将音叉柄末端紧压于颅面中线上任一点（多取前额部或颏部），请受检者辨别声音偏向侧别。如声音位于中间表示双耳听力正常或相同程度感音神经性聋；偏向耳聋侧，则患耳为传导性聋；偏向健耳，则患耳为感音神经性聋。（图 16-1）

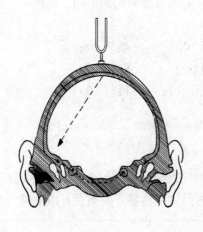 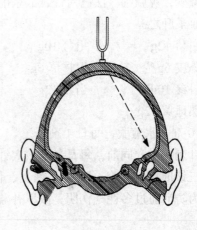

骨导偏向患侧　　　　　　　　　　　　　　　　骨导偏向健侧

图 16-1　韦伯试验

（3）施瓦巴赫试验（Schwabach test，ST）：也称骨导比较试验。方法：先检查正常耳骨导听力，当听不到声音时，迅速将音叉移到受检耳鼓窦区继续测试。同法，先测受检耳，而后移至正常人继续测试之。如受检耳骨导较正常人延长，以"（+）"表示，提示受检耳为传导性聋；如受检耳骨导较正常人缩短，以"（-）"表示，提示受检耳为感音神经性聋；如受检耳骨导与正常人相似，以"（±）"表示，提示受检耳听力正常。

音叉试验结果的判断见表 16-1。

表 16-1　音叉试验结果评价

试验方法	传导性聋	感音神经性聋
林纳试验（RT）	（－），（±）	（＋）
韦伯试验（WT）	→患耳	→健耳
施瓦巴赫试验（ST）	（＋）	（－）

（4）盖莱试验（Gelle test，GT）：本法用于检查鼓膜完整者镫骨活动情况。方法：将鼓气耳镜紧密置于外耳道内，通过反复挤压－放松橡皮球，使外耳道内交替产生正、负压。同时，将振动音叉的叉柄底部紧压于鼓窦区。如受检耳镫骨活动正常，所闻音叉声呈强弱波动，以"（＋）"表示；如耳硬化或听骨链固定，则所闻音叉声无强弱波动，以"（－）"表示。

2. 纯音听阈测试　纯音听阈测试是一种主观测试方法。测试项目包括纯音气导听阈和骨导听阈测试，所测结果以听力图的形式记录。图中，横坐标表示频率（Hz），纵坐标表示声级（dB）。将所测气、骨导听阈以特定符号描记而后连线称为听阈曲线。

正常情况下，气导和骨导听阈曲线位于 25dB 范围内，同一频率气骨导听阈差距小于 10dB。1997 年世界卫生组织制定的耳聋分级标准，以 500Hz、1000Hz、2000Hz、4000Hz 的气导平均听阈为准，共分为 4 个等级：听力损失 26 ～ 40dB 为轻度耳聋，41 ～ 60dB 为中度，61 ～ 80dB 为重度，大于 81dB 为极重度。

以下是纯音听阈测试结果的分析。

（1）传导性耳聋：各频率骨导听阈位于正常范围，气导听阈提高，气骨导之间的差距大于 10dB。（图 16-2）

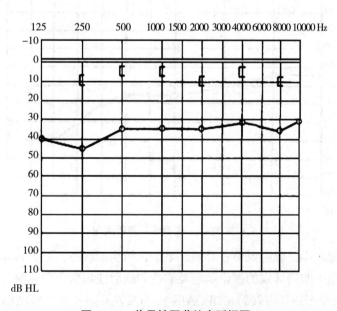

图 16-2　传导性耳聋纯音听阈图

（2）**感音神经性耳聋**：气导、骨导听阈曲线一致下降，气骨导之间的差距小于10dB。（图16-3）

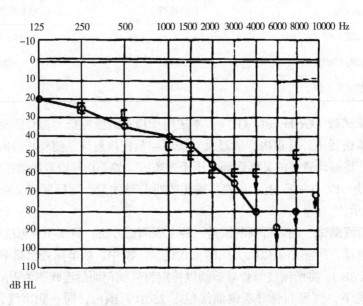

图16-3　感音神经性耳聋纯音听阈图

（3）**混合性耳聋**：气导和骨导听阈曲线均有下降，但两者间存在一定差距，即同时具有传导性和感音神经性耳聋的特点。（图16-4）

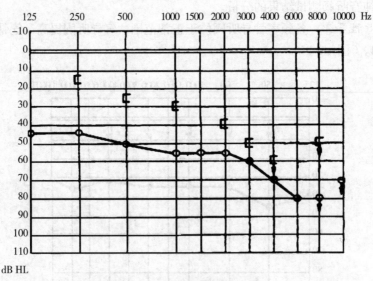

图16-4　混合性耳聋听阈图

3.耳声发射　本试验主要检查耳蜗外毛细胞的功能状态，可了解耳蜗"放大器"的工作状态，有助于鉴别耳蜗的损伤部位及蜗性和蜗后性病变。包括瞬态诱发性耳声发射（TEOAEs）、畸变产物耳声发射（DPOAEs）、自发性耳声发射（SOAEs）等。

（1）**检查方法**：安静环境或隔音室环境，受检者保持安静坐位，不可随意移动，不可言语，选择合适大小的耳塞，安置探头封闭外耳道口，仪器收集数据后轻轻取出探头。

（2）临床意义：①新生儿听力筛查；②听力损失的鉴别诊断；③梅尼埃病的鉴别诊断。

4. 电反应测听　由特殊测听设备向受检者耳部发出声或电刺激，从而引发耳蜗、蜗神经、各级听中枢相应电活动的一种客观测听方法。具体项目包括：耳蜗电图、听性脑干反应、听觉诱发电位等。通过对相应电活动的分析，有助于进一步对耳聋性质和部位进行诊断。

【治疗操作】

穴位注射

1. 目的　改善耳聋、耳鸣症状。

2. 适应证　耳鸣耳聋。

3. 禁忌证　穴位处皮肤病变、血肿等影响针刺者。

4. 操作前准备　①物品准备：一次性注射器（1mL、2mL、5mL）、碘伏、棉签。②患者准备：暴露针刺部位。③操作者准备：戴口罩、帽子、无菌手套，告知患者即将进行的操作。

5. 操作步骤　①患者取仰卧位或坐位，穴位局部消毒。②选择适宜规格的一次性注射器，抽取适量药液。③右手持注射器快速刺入所选穴位后，配合和缓的提插法使针刺得气，此时回抽无血后，将药液缓慢注入。④注药结束后取针，适当压迫防止出血。

6. 操作要点　①耳聋患者常用穴：听宫、翳风、完骨、耳门等。②耳聋常用药物：当归注射液、丹参注射液、维生素 B_{12} 注射液、地塞米松注射液等。③常用注药剂量为每穴 $0.5 \sim 1mL$。

第三篇　咽喉科常见疾病

第十七章　咽炎 ▷▷▷▷

第一节　急性咽炎

急性咽炎是指咽部黏膜与黏膜下组织的急性炎症，是以发病急、咽痛、咽黏膜肿胀为特征的一种上呼吸道感染性疾病。本病为耳鼻喉科常见病，多发生于秋冬和冬春之交。属中医学"急喉痹"范畴。

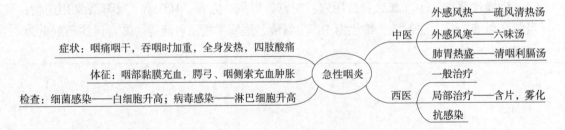

【临证备要】

1. 急性咽炎中医辨证主要分为辨表里、辨虚实，常涉及脏腑为肺和胃。
2. 急性咽炎以病毒感染为主，继发细菌感染可使用抗生素。

【辨证论治要点】

本病中医之辨证要结合病程、全身症状与局部症状综合分析，起病急、以咽部红肿疼痛为主者，多属实证、热证，治疗以疏散外邪，清热利咽为主，可酌加清热化痰的药物。

【临床案例】

刘某，男，35岁。2014年4月5日诊。

"感冒"1周，发热不明显，自感鼻塞、咽痛音哑，胸骨后闷痛而有窒塞感，咳嗽，咳黄稠脓性痰而咳出不爽，服西药解热、消炎、化痰止咳及中药数天均无效而来求诊。

刻诊：患者体壮面红润，说话声音重浊带鼻音，咳时手按胸部，声音嘶哑而不扬，痰黄稠浊如脓而难咳，自诉咽痛、胸骨后闷痛，口干微渴，诊脉浮而稍滑数，舌质微红苔薄腻，根部微黄腻。

诊断：上呼吸道感染。拟用麻杏石甘汤合千金苇茎汤加桔梗。

麻黄10g，杏仁15g，生石膏30g，生甘草12g，桔梗15g，鲜苇根40g，薏苡仁40g，桃仁15g，冬瓜仁30g。3剂，水煎服。

复诊时患者诉咳减咽痛止，胸闷胸痛消失，痰转稀而易咳出，色微黄。前方继服2剂，愈。

按：苇茎汤对咳嗽痰黄如脓而稠黏难咳者效果肯定。本人常用此方治疗慢性支气管炎急性感染、支气管肺炎、上呼吸道感染、鼻窦炎见痰涕黄稠如脓，排出困难者，常与麻杏石甘汤、大青龙汤、小柴胡汤加石膏汤等方合用。治鼻窦炎涕黄如脓而难排，常用大青龙汤合苇茎汤、薏苡败酱散，再加桔梗、当归、赤小豆，疗效极佳。

（摘自《余泽运医案》）

【检查操作】

咽部检查法

1. 压舌板检查法　嘱患者张口，先将光线照于患者口咽部悬雍垂处，以压舌板将舌前2/3轻轻压下，即可见口咽部（图17-1）。咽反射较强者，可先用丁卡因液表面麻醉。嘱患者发"啊"音软腭上举时，观察腭垂、软腭、舌腭弓、咽腭弓、咽后壁、咽侧壁，观察黏膜有无充血、溃疡、新生物，咽后壁或咽侧壁隆起应排除脓肿或肿瘤，注意扁桃体大小、形状、表面是否润泽和有无斑点、角化物或渗出物等。（图17-2）

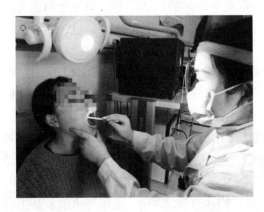 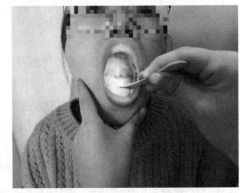

图 17-1　口咽检查

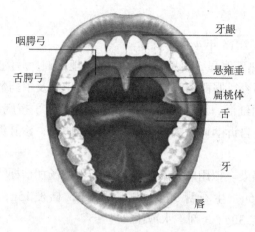

图 17-2　口咽部正常结构

2. 间接喉镜检查法　排除舌扁桃体炎和急性会厌炎等疾病。检查方法如下（图 17-3）。

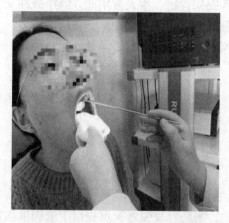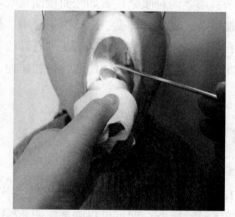

图 17-3　间接喉镜检查

（1）受检者正坐，上身稍前倾，头稍后仰，张口，将舌伸出。检查者先调整额镜对光，使焦点光线能照射到悬雍垂。

（2）然后检查者用纱布包裹舌前部 1/3，避免下切牙损伤舌系带，以左手拇指（在上方）和中指（在下方）捏住舌前部，把舌拉向前下方，食指推开上唇抵住上列牙齿，以求固定。

（3）检查者用右手按执笔姿势持间接喉镜，稍加加热镜面，不使起雾，但切勿过烫，检查前应先在手背上试温后，再放入咽部，以免烫伤黏膜。将喉镜伸入咽内，镜面朝向前下方，镜背紧贴悬雍垂前面，将软腭推向上方，避免接触咽后壁，以免引起恶心。

（4）检查者可根据需要，略予转动和调整镜面的角度和位置，以求对喉及喉咽部做完整的检查。首先检查舌根、舌扁桃体、会厌谷、喉咽后壁、喉咽侧壁、会厌舌面及游离缘、杓状软骨及两侧梨状窝等处。然后嘱受检者发"衣—"声音，使会厌上举，此时可看到会厌喉面、杓会厌襞、杓间区（位于两侧杓状软骨之间）、室带与声带及其闭合情况。

（5）检查注意事项：检查时动作应尽量轻柔，避免镜面接触咽壁或舌根，以免引起恶心影响观察。如咽反射敏感，可先用 1% 丁卡因喷咽部进行表面麻醉，待 5～10 分钟后再行观察。检查时先将镜面于酒精灯（或自感应加温器）上稍加热，以免检查时起雾，而后贴于检查者手背皮肤上试温，避免灼伤受检者。

（6）间接喉镜检查有时比较困难，导致检查失败的原因有以下几种：舌背向上拱起，不能很好地暴露咽部；咽反射过于敏感，喉镜伸入后受检者屏气，甚至呕吐；会厌不能上举或会厌发育不良（婴儿型会厌），掩盖喉入口。

3. 间接鼻咽镜检查　①受检者直坐，头正，自然张口但不伸舌，用鼻安静呼吸。将鼻咽镜于酒精灯上稍加温，以免镜面生雾，并先将镜背在检查者手背上测试一下，以温而不烫为宜，然后将额镜的反射光线照射于咽后壁。②左手持压舌板将舌前 2/3 压下，右手以执钢笔姿势将鼻咽镜从左侧口角（镜面向上）送到软腭与咽后壁之间，避免触及咽壁及舌根，以免引起恶心而影响检查。③置入后，将镜面倾斜成 45°，此时镜中反映出鼻后孔的一部分，先找到鼻中隔后缘，即以之为依据分别检查其他各处。因镜面过小，不能一次反映出鼻咽部和鼻后孔的全部情况，需适当转动镜面，以便得到全部图像。④镜中所见与实体位置左右相反。当镜面向上向前时，可见到软腭的背面、鼻中隔后缘、后鼻孔、各鼻道及鼻甲的后段；将镜面移向左右，可见咽鼓管咽口及其周围结构；镜面移向水平，可观察鼻咽顶部及腺样体。⑤检查时应注意各处黏膜有无充血、粗糙、出血、浸润、溃疡、新生物等。

4. 纤维喉镜检查　纤维喉镜由冷光源、纤维内窥镜头、图像采集及处理系统等共同组成，是目前咽喉部检查最常用的技术手段。其纤维内镜头是由软性导光玻璃纤维制成，远端可根据需要改变弯曲度。检查时经鼻腔或口腔直达受检部位，不仅可以清晰地显示病灶，还可以根据需要进行摄像、活检等操作。

【治疗操作】

刺营法

1. 目的　减轻口咽部炎症，改善临床症状。

2. 适应证　咽部红肿，疼痛伴有发热者。

3. 禁忌证　①有凝血功能障碍者。②伴有严重心脑血管、肝肾和造血系统疾病及精神病患者。③妊娠或哺乳期妇女。④不能配合者。

4. 常用器械　无菌三棱针，5 毫升注射器，1.5 寸毫针，普通无菌压舌板。

5. 操作步骤　①患者端坐位张口。②医师面对患者，左手持压舌板压住舌部，暴露咽后壁，不需麻醉。可选三棱针或者 5 毫升注射器针头行咽后壁充血水肿黏膜或者肿大淋巴滤泡，多部位快速点刺放血，深度约 1mm，以少量渗血为主，吐血后予以锡类散喷雾。③若有发热，在耳尖、少商、商阳等穴位常规消毒后，予以毫针浅刺放血，一般以不超过 1mm 为宜。

6. 注意事项　①使用本法时，宜浅刺，避免疼痛。②严格无菌操作。

7. 术后护理　操作完毕后患者应休息 15 分钟，无不良反应方可离去；术后注意口腔清洁，忌辛辣食物，以防继发感染；术后注意半流质饮食，以防创面出血。

第二节　慢性咽炎

慢性咽炎是咽部黏膜、黏膜下组织及淋巴组织的慢性炎症，常为上呼吸道慢性感染的一部分。中医称"慢喉痹""虚火喉痹"。

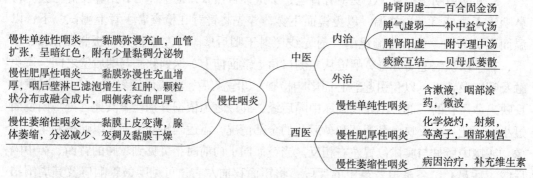

【临证备要】

1. 慢性咽炎中医辨证主要以里证、虚证为主，病变脏腑以肺、脾、肾三脏为主。
2. 慢性咽炎病程迁延不愈，以病因治疗为关键。

【辨证论治要点】

本病应全面诊查，了解病因以进行针对性治疗。临床所见多属虚证或虚实夹杂证，以扶正祛邪为主。在辨证论治的基础上辅以外治法可取得较好疗效。

【临床案例】

洪某，男，37 岁。慢性咽炎 4 年，近来咽干甚，常求凉饮冀润，咽喉疼痛引及枕部、两肩，头昏脑沉，尿色浓黄。检查见咽峡中等充血，咽后壁小血管扩张，双扁桃体Ⅰ度肿大，表面粗糙。舌苔薄白，脉实。证属肺胃蕴热，熏灼津液，咽喉失于濡养。治宜清肺泻胃，养阴生津：熟地黄、知母、麦冬、金银花各 10g，生石膏、芦根各 30g，牛膝、桔梗各 6g，甘草 3g。上方连服 30 剂而愈。

按：此例患者病机从肺胃蕴热，津液受损，咽喉失养认识。方中生石膏、知母清泄肺胃热邪；熟地黄、麦冬滋补肺肾之阴；金银花清热解毒，芦根清热生津；牛膝引热下行并利咽；桔梗、甘草为清利咽喉之要药。

（摘自《干祖望教授治疗慢性咽炎九法》）

【检查操作】

咽部检查法

1.间接喉镜检查法 观察有无舌扁桃体增生、咽柱肥厚、咽喉部黏膜淋巴结增生等；重点检查软腭、腭弓、悬雍垂、扁桃体、咽柱、咽后壁、舌扁桃体等组织结构。

2.口咽部检查法 用压舌板轻压患者舌前 2/3 处，嘱患者发"啊"音，观察软腭运动情况，检查双侧腭舌弓、腭咽弓、咽侧索及咽后壁，注意咽黏膜有无充血、肿胀、溃疡、假膜、脓苔、干燥和隆起等。同时检查两侧腭扁桃体，注意其大小形态、隐窝口有无分泌物、异物或新生物等。同时还应注意牙、舌、软腭、硬腭等有无异常。部分患者咽反射较敏感，可先以 1% 丁卡因喷雾咽部行表面麻醉后再检查。

3.鼻咽部检查法 通过间接鼻咽镜可观察到软腭背面、后鼻孔区、咽鼓管咽口及咽鼓管圆枕、鼻咽顶部及腺样体，应注意有无充血、粗糙、出血、浸润、溃疡及新生物等。

4.喉咽及喉部检查法 首先观察喉体大小、位置以及是否对称，然后触诊有无肿胀、触痛、畸形，颈部有无肿大淋巴结或皮下气肿等。将喉体向两侧推移，可扪及喉关节摩擦和移动的感觉；晚期喉癌的患者，喉关节受累，此种感觉可以消失。气管切开前应沿喉体向下触摸找到气管软骨环。间接喉镜检查是检查喉咽及喉腔最常用的方法。首先观察舌根、会厌谷、喉咽后壁、喉咽侧壁、会厌舌面及游离缘、舌会厌侧壁、杓状软骨及两侧梨状窝。然后嘱患者发"衣"音，使会厌向前上抬起，再观察会厌喉面、杓会厌皱襞、杓间区、室带和声带。检查时应注意喉咽及喉腔黏膜色泽，有无充血、增厚、溃疡、增生或结节、新生物或异物等，同时应观察声带及杓状软骨、杓会厌襞活动情况。

5.纤维鼻咽喉镜检查 适用于间接鼻咽镜或间接喉镜检查困难，不易窥清咽、喉部所有结构者。检查前先以 0.1% 肾上腺素棉片收缩鼻腔黏膜，以 1% 丁卡因表面麻醉鼻腔、咽喉黏膜。经鼻腔插入纤维鼻咽喉镜进行检查，同时可取活检或切除细小病变。该检查具有视野清晰、图像放大等优点；导管纤维束柔软，可弯曲，检查舒适，容易发现较隐蔽部位病变（如声门下肿瘤）。

【治疗操作】

穴位注射法

1.目的 减轻局部炎症，改善临床症状。

2.适应证 ①慢性咽炎伴有咽痛、咽痒、咳嗽等。②咽部异物感。

3.禁忌证 ①凝血功能障碍。②药物过敏者。③妊娠或哺乳期妇女。④伴有严重心脑血管、肝肾和造血系统病症及精神病患者。

4.常用药物和器械 药物选丹参注射液、川芎注射液，或维生素 B_1、B_{12} 注射液，地塞米松磷酸钠注射液，2% 利多卡因注射液，1mm 注射器或者 5mm 注射器。

5.操作步骤 ①选人迎、扶突、水突等穴，每次 1 穴（双侧），常规消毒。②患者取端坐位，医师面对患者，将注射器刺入穴位约 1cm，回抽无血后，缓慢注射药物，每穴 0.5～1mL。③3～4 天注射 1 次，3 次为 1 个疗程。

6. 注意事项　①操作时，注意有无晕厥、出汗、呼吸困难以及血压、心率不稳等不适，若有不适，及时停止注射，对症抢救治疗。②注意无菌操作原则。

7. 术后护理　操作完毕后患者应休息并观察 30 分钟，无不良反应后方可离去。

第十八章　扁桃体炎及腺样体肥大 ▷▷▷

第一节　急、慢性扁桃体炎

急慢性扁桃体炎多由细菌感染引起，如乙型溶血性链球菌、葡萄球菌、肺炎球菌等，也可由病毒感染引起，如腺病毒；受凉、潮湿、过度劳累、烟酒过度等可使机体抵抗力降低，可诱发本病。如急性炎症迁延不愈或反复发作又未得到适当治疗，则可转为慢性。中医称"乳蛾""慢乳蛾"。

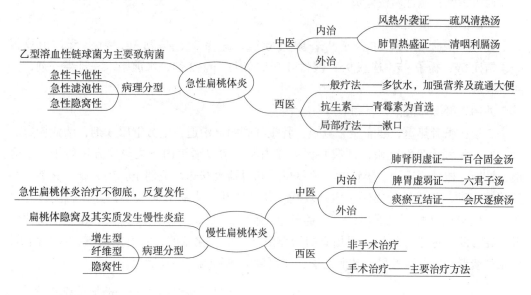

【临证备要】

1. 急性扁桃体炎的基本病机为邪热上犯咽喉，结聚喉核，治疗以祛邪解毒为主；慢性扁桃体炎的基本病机为脏腑功能失调，正气受损，喉核失养，治疗以祛邪扶正，协调脏腑，调和气血为主。

2. 对于急性扁桃体炎，应注意与急性咽炎、急性会厌炎、传染性单核细胞增多症进行鉴别；治疗上应尽快控制病情发展，尽早中医干预，必要时应用足量敏感抗生素，青霉素为首选药物，并根据病情轻重，决定给药途径。

3. 对于慢性扁桃体炎，手术切除扁桃体为现今治疗扁桃体炎所普遍采用的、较为彻底的治疗方法，但要合理掌握手术适应证，且围手术期的治疗调护亦同等重要。另外，中医特色外治法对于慢性扁桃体炎有手术禁忌证或排斥手术的患者具有明显优势。

【辨证论治要点】

本病之辨证强调望、闻、问、切四诊合参，综合分析。急病多为实证、热证；慢病、久病多为虚证或虚实夹杂之证。治疗或清热解毒，或补虚泻实，精心调治，方能取效。

【临床案例】

祝某，男，30岁，工人。咽痛4天，吞咽时更甚，伴发热，体温38.4℃。痰多而黏腻，咯吐不爽，小便短赤，曾用青霉素及退热药治疗，效果不佳。检查：患者精神萎靡，咽黏膜急性充血，双侧扁桃体Ⅱ°肿大，充血，表面有黄白色分泌物，舌尖红，苔黏腻，脉滑带数。

中医诊断：急乳蛾。辨证：胃火炽盛，痰热内蕴。

西医诊断：急性扁桃体炎。

中医治法：清热涤痰。

处方：炙僵蚕9g，牛蒡子9g，象贝母9g，玄参3g，马勃3g，射干5g，山豆根9g，桔梗5g，栀子9g，连翘9g，淡竹叶9g，知母9g。2剂，水煎服，一日半一剂，分两次服。

外用银硼漱口液漱口，每日4～5次。

二诊：患者热退，咽痛显著减轻，乳蛾红肿明显消退，上方继服3剂，诸症皆愈。

按：此例为急发乳蛾，证属心胃火盛内蕴，治以清泻内壅之热。方用射干、山豆根、桔梗、栀子、连翘、淡竹叶、象贝母、知母清火祛热，炙僵蚕、牛蒡子、玄参、马勃清咽消肿，佐以外治二法，内外攻伐，快速收兵。本病务必及早治疗，否则迁延日久，非但喉核红肿不能退尽，且每遇外感或劳累之后，易于复发。至于乳蛾转为化脓者，在诊断上务必仔细，采用相应的治疗措施。如未化脓前，宜着重清解，促其消退，化脓已溃者，则排脓务尽，脓泄已清，应再度清热利咽，以杜后患。

（摘自《喉科启承——张赞臣经验精粹》）

【检查操作】

1. 口咽检查　急性扁桃体炎者可见咽部黏膜弥漫性充血，以扁桃体及两腭弓最为严重，腭扁桃体肿大，在其表面可见黄白色脓点或在扁桃体隐窝口处有黄白色或灰白色点状豆渣样渗出物，可连成一片形似假膜，不超出扁桃体范围，易拭去，不易出血。（图18-1、图18-2）

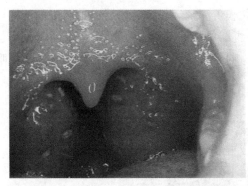

图 18-1　扁桃体肿大伴表面黄白色脓点

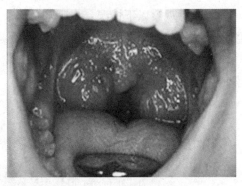

图 18-2　扁桃体充血肿大

　　慢性扁桃体炎者可见扁桃体和舌腭弓呈慢性充血，挤压腭舌弓时，隐窝口有时可见分泌物或干酪样物溢出。扁桃体大小不定，成人扁桃体多已缩小，但可见瘢痕，常与周围组织粘连。（图 18-3）

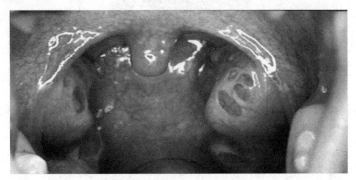

图 18-3　扁桃体肥大，表面凹凸不平

　　（1）扁桃体分度：①Ⅰ度肥大：扁桃体不超过腭舌弓、腭咽弓；②Ⅱ度肥大：超出腭咽弓；③Ⅲ度肥大：扁桃体超过中线或双侧扁桃体互相接触。

　　（2）检查方法

　　①受检者张口，检查者左手持压舌板将其舌前 2/3 压下，同时嘱其发"啊—"音，使口咽腔充分暴露。（图 18-4）

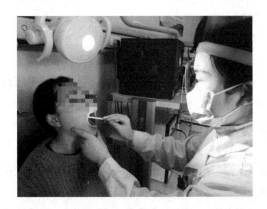

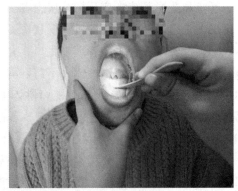

图 18-4　口咽检查

②注意观察以下情况：口咽部形态、黏膜色泽、扁桃体、腭弓、咽后壁等结构。注意有无黏膜充血、肿胀、溃烂；悬雍垂是否居中，有无增粗、过长；扁桃体大小、色泽，表面有无脓点，隐窝口有无干酪样物；咽后壁有无充血、脓液、颗粒状隆起；咽侧索是否增粗等。（图18-5）

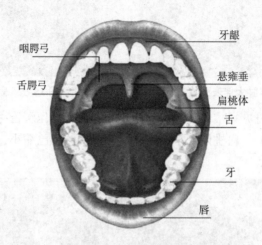

图18-5　口咽部正常结构

2. 间接喉镜检查　排除急性会厌炎、急性喉炎等喉咽、喉部疾病。（见第二十二章第一节急性会厌炎）

【治疗操作】

1. 扁桃体啄治法

（1）目的：消除扁桃体慢性炎症，改善临床症状，保留扁桃体免疫功能。

（2）适应证：①符合慢性扁桃体炎或扁桃体肥大的诊断标准，以慢乳蛾证属瘀血阻滞者最为适宜。②年龄在5～60岁。

（3）禁忌证：①慢性扁桃体炎急性发作者。②体温≥38℃。③慢性扁桃体炎引起全身疾病如急性肾炎、风湿热、心肌炎等。④妊娠或哺乳期妇女。⑤伴有严重心脑血管、肝肾和造血系统病症及精神病患者。

（4）常用器械：无菌扁桃体镰状弯刀，普通无菌压舌板。

（5）操作步骤：①患者端坐张口，儿童应有人固定头部。②医师面对患者，左手持压舌板压住舌部，暴露扁桃体，不需麻醉。右手持扁桃体镰状弯刀在扁桃体上做雀啄样动作，每刀深度为2～5mm，视扁桃体大小确定进刀深度，每侧3～5下，伴有少量出血，以吐2～3口血为适度（约2～5mL）。同法操做对侧扁桃体。③3～4天1次，5次为1个疗程。

（6）注意事项：①使用本法时，若扁桃体较大，需循序渐进，啄治由浅入深，先把部分隐窝打开再逐渐入里。②遇妇女月经期，啄治动作要轻柔，以防出血过多。

（7）术后护理：操作完毕后患者应休息15分钟，无不良反应方可离去；术后注意口腔清洁,以防继发感染;术后注意半流质饮食,以防创面出血。

2. 扁桃体烙法

(1)目的:消除扁桃体慢性炎症,改善临床症状,保留扁桃体免疫功能。

(2)适应证:①符合慢性扁桃体炎或扁桃体肥大的诊断标准。②年龄在5~60岁。

(3)禁忌证:①慢性扁桃体炎急性发作者。②体温≥38℃。③慢性扁桃体炎引起全身疾病如急性肾炎、风湿热、心肌炎等。④妊娠或哺乳期妇女。⑤伴有严重心脑血管、肝肾和造血系统病症及精神病患者。

(4)常用器械:自制烙铁。烙铁头为圆形,直径0.3~0.5cm,厚度为0.3~0.4cm,烙铁柄长度为20cm,直径0.2~0.3cm。金属压舌板、酒精灯、麻油。

(5)操作步骤:①患者端坐张口,儿童应有人固定头部。②医生持金属压舌板压下舌前1/3并令发"啊"音,使扁桃体充分暴露,不需任何麻醉。③另一手持自制的小烙铁置酒精灯上烧红,蘸香油并在压舌板上轻点一下(去除多余的香油),迅速而准确地烙在扁桃体上,当听到烙铁烙到扁桃体发出"呲啦"声音后立即取下,不宜停留。④每侧扁桃体可烙5~10下,每周烙1~2次,再次施烙的时间以前次形成的烙痂脱落为度,并须以前次施烙的部位为中心向周围扩展,直至扁桃体逐渐缩小,表面平滑即可停烙。一般扁桃体Ⅲ度肿大者须烙8~10次,Ⅱ度肿大者须烙5~8次,儿童酌量减少次数。

(6)注意事项:①烙铁烧红蘸上麻油后,要立刻准确地送往发病部位,动作不可过慢,以免时间延迟,热度降低,起不到烧烙作用。②施烙一次后,烙铁热度已降低,所蘸香油已烧尽,不宜再用,必须重新加热烙铁,蘸香油,重复施术。

(7)术后护理:操作完毕后患者应休息15分钟,无不良反应方可离去;术后注意口腔清洁,以防继发感染;术后注意半流质饮食,以防创面出血。

第二节 扁桃体周围脓肿

扁桃体周围脓肿为扁桃体周围间隙的化脓性炎症,早期发生蜂窝织炎(或扁桃体周围炎),继而形成脓肿。扁桃体周围脓肿多见于青壮年,大多数为急性化脓性扁桃体炎的并发症。本病属中医学"喉痈"范畴。

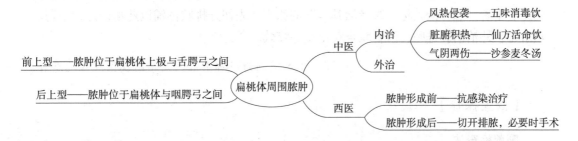

【临证备要】

1. 对多次脓肿发作的患者，建议行扁桃体切除术以防止病灶复发。

2. 本病需与咽旁脓肿相鉴别，后者病变发生在咽侧至同侧颈外下颌角处，同侧扁桃体及咽侧壁被推挤向对侧，但扁桃体本身并无病变。

【辨证论治要点】

本病之辨证要结合病程、全身症状与局部体征综合分析，辨是否成脓乃辨证之关键，及时采取排脓治疗，对缩短病程至关重要。酿脓期，喉痛初起，外邪侵袭，热毒搏结，应以疏风清热，解毒消肿为主；成脓期，咽痛剧烈，热毒困结，化腐成脓，以泄热解毒，消肿排脓为主；溃脓期，气阴耗损，余邪未清，应以益气养阴，清解余毒为主。

【临床案例】

患者赵某，以"左侧咽痛6天"为主诉就诊。体检：左侧扁桃体周围黏膜充血膨隆，扁桃体被推向内下，悬雍垂水肿并偏向对侧，张口轻度受限。血常规检查：白细胞总数 12.8×10^9/L，中性粒细胞占85%。扁桃体周围穿刺抽吸出3mL黄色脓性分泌物。舌质红，苔黄厚。脉数。

中医诊断：喉痈。辨证：脏腑积热证。

西医诊断：扁桃体周围脓肿（左侧）。

中医治法：泄热解毒，消肿排脓。

治疗：①脓肿切开引流。②头孢噻肟钠2.0，静脉滴注，8小时一次。中药汤剂口服。方药如下：金银花20g，野菊花15g，蒲公英15g，紫花地丁15g，荆芥15g，防风15g，连翘15g，白芷10g，黄芩10g，余甘子10g。共7剂，水煎服，日1剂。患者经过治疗，7日后病愈出院。

按：五味消毒饮出自《医宗金鉴·外科心法要诀》，是治疗疮疡疔肿最常用之方剂。其组成为金银花、蒲公英、紫花地丁、野菊花等，具有清热解毒，消散疔疮之功效。该方剂具有广谱、强大的抗病原微生物作用，同时还具有一定的解热、抗炎、抗氧化损伤作用，对免疫功能也有一定调节作用，对扁桃体周围脓肿等疾病有较好的治疗作用。此例患者本着"急者治其标，缓者治其本"的原则，先切开排脓再辅以药物治疗，中药泄热解毒，外治消肿排脓，两者联合获得良好疗效。

（本病例为成都中医药大学附属医院住院患者）

【检查操作】

咽部检查法

早起可见一侧舌腭弓显著充血。若局部明显隆起，甚至张口困难时，说明脓肿已形成。脓肿为前上型者，病侧舌腭弓及软腭红肿明显，悬雍垂水肿，偏向对侧，舌腭弓上方隆起，扁桃体被遮盖且被推向下方；后上型者，咽腭弓红肿呈圆柱状，扁桃体被推向前下方。

【治疗操作】

扁桃体周围脓肿切开引流术

1. 目的 将扁桃体周围间隙内脓液排出，从而达到控制感染、缓解症状的目的。

2. 适应证 扁桃体周围脓肿。

3. 相对禁忌证 凝血功能异常患者。

4. 操作前准备 丁卡因、2% 利多卡因、0.9% 生理盐水、甲硝唑注射液、5mL 注射针、弯止血钳、手套、换药碗。

5. 操作步骤

（1）穿刺抽脓：可明确脓肿是否形成及脓肿部位。用 1% 丁卡因表面麻醉，用 5mL 针头于脓肿最隆起处刺入。

（2）切开排脓：对前上型者，在脓肿最隆起部位切开排脓。常规定位是于悬雍垂根部作一假想平行线，再自腭舌弓游离缘下端作一假想垂直线，两线交叉点即为适宜的切口处。切开黏膜和浅层组织后，用血管钳从切口中伸入，沿扁桃体被膜外方进入脓腔，稍加扩张，充分排脓。对于后上型者，则在腭咽弓处排脓。

（3）用甲硝唑注射液冲洗术腔。

6. 注意事项 ①刺入时动作需轻柔，可感觉到有落空感即进入脓腔，不要刺入过深，以免刺伤大血管引起出血。如果未抽出脓，可将针退出一部分，改变方向再刺入试抽。②术后第 2 天复查伤口。必要时可每日用血管钳扩张脓腔，直至术腔清洁。

第三节 腺样体肥大

腺样体肥大系腺样体因反复炎症刺激而发生病理性增生肥大，并引起相应的症状。儿童腺样体肥大常属生理性，婴儿出生时鼻咽部即有淋巴组织，随年龄增大，4～6 岁时为增殖最旺盛的时期，青春期以后逐渐萎缩退化。本病为儿童时期常见病、多发病，以冬春季多见。中医称"颃颡闭塞""颃颡不开"。

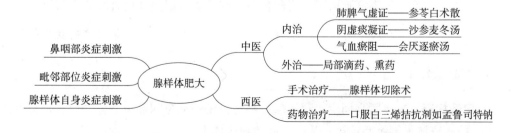

【临证备要】

1. 本病的基本病机为肺气失司，脾常不足，脾失运化，津聚为痰，或虚火上灼，痰瘀互结，治疗应扶正祛邪，化痰祛瘀。

2. 本病治疗原则为清除病因，早发现，早治疗。在病程较短时，应尽快控制病情发展，西医治疗的同时，尽早中医干预，可根据中医辨证分型，给予内服中药、熏鼻、滴鼻等治疗。病程长时，尤其是有明显打鼾，呼吸不畅，呼吸暂停现象时，应考虑手术切除肥大的腺样体。

【辨证论治要点】

儿童患者多先天脾胃不足，加之饮食不节而耗伤脾胃阳气，出现中焦脾胃虚弱之候，治法以健脾益气，开窍醒神为主，兼以化痰祛瘀。

【临床案例】

沈某，女，7岁。鼻塞，涕多清稀，睡眠时有鼾声，咳嗽，咯痰色白，肢体倦怠，纳少，腹胀，大便溏泻。查体：表情淡漠，面色苍白，舌淡胖有齿痕，苔白，脉缓弱。耳鼻咽喉科检查示：腺样体肿大，色淡，触之柔软，分泌物色白量多。既往有反复呼吸道感染史。

中医诊断：颃颡不开，肺脾气虚证。

西医诊断：腺样体肥大。

治法：益气健脾，化痰散结。

方用玉屏风散合二陈汤加味：党参、石斛、陈皮、半夏、升麻、桔梗、柴胡、辛夷花各6g，黄芪、炒白术、茯苓各9g，白芷、细辛、炙甘草各3g。服7剂，每日1剂，水煎服。

7日后复诊：鼻塞减轻，涕少，睡时仍有鼾声。遂在原方基础上去白芷、细辛、辛夷花，加僵蚕6g，川贝母3g，夏枯草6g，生山楂9g，以助化痰散结。

7剂后再诊：诸症较前明显好转，呼噜声渐消。

继服2周后，渐趋康复。

按：方中以党参、黄芪、白术、茯苓益气健脾；用陈皮、半夏、桔梗、柴胡化痰散结；以白芷、细辛、辛夷宣肺通窍。诸药合用，共奏益气健脾、化痰散结之功效。

（摘自《冯兵勇医案》）

【检查操作】

1. 口咽检查　见硬腭高而窄，咽后壁见黏性分泌物从鼻咽部流下，多伴有腭扁桃体肥大。（检查方法见第十八章第一节急、慢性扁桃体炎）

2. 前鼻镜检查 鼻腔内有大量的分泌物，黏膜肿胀。（检查方法见第三章第一节急性鼻炎）

3. 间接鼻咽镜检查 鼻咽顶部和后壁可见分叶状淋巴组织，像半个剥了皮的小橘子。常常堵塞后鼻孔三分之二以上。检查方法如下（图18-6）。

（1）受检者正坐，头略前倾，用鼻呼吸。

（2）检查者右手持间接喉镜，先将镜面于酒精灯（或自感应加温器）上稍加热，以免检查时起雾，而后贴于检查者手背皮肤上试温，避免灼伤受检者。确认镜面温度适宜后，左手持压舌板将受检者舌前 2/3 压下，右手持间接鼻咽镜由其一侧口角送入口咽腔，镜面朝上，置于软腭与咽后壁之间。

（3）检查时镜面朝向口咽的前上方时，可看到软腭背面、鼻中隔后缘、后鼻孔、各鼻甲及鼻道后段；镜面朝向口咽侧上方时，可窥及咽鼓管咽口、咽鼓管圆枕、咽隐窝；镜面置于近乎水平时，可窥及鼻咽顶部、腺样体。注意观察鼻咽黏膜有无充血、粗糙、糜烂、溃疡、出血、膨隆等；腺样体大小、色泽、表面有无分泌物；咽鼓管咽口及附近有无分泌物；鼻腔后段有无分泌物、占位性病变等。

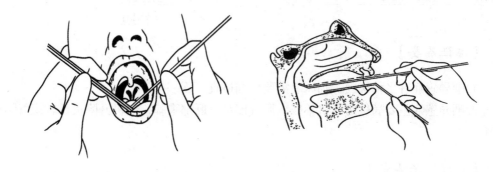

图 18-6 间接鼻咽镜检查

（4）注意事项：避免镜面接触咽壁或舌根，以免引起恶心影响观察。如咽反射敏感，可先用 1% 丁卡因喷咽部进行表面麻醉，待 5 ～ 10 分钟后再行观察。

4. 纤维鼻咽喉镜或鼻内镜检查 体征同前。这是目前腺样体检查的最常用的方法。（方法见第十七章第二节慢性咽炎及第五章第二节慢性鼻窦炎）

5. X线鼻咽侧位片 能够很好地显示鼻咽腔宽窄情况；并通过测量腺样体厚度（A）及鼻咽腔宽度（N），计算 A/N 比值评估腺样体肥大程度。

（1）腺样体厚度（A）的测量：腺样体最突点至枕骨斜坡颅骨外侧面的垂直距离；＞ 13mm，就会出现鼻咽腔气道变窄甚至闭塞。

（2）鼻咽腔宽度（N）的测量：硬腭后端至翼板与颅底交点间的距离。

（3）A/N参考值：① 0.5 ～ 0.6 为正常；② 0.61 ～ 0.70 为中度肥大；③ 0.71 以上为病理性肥大；④ 0.80 以上为显著肥大。

第十九章　咽异感症 ▷▷▷▷

咽异感症常泛指除疼痛和吞咽困难以外的各种咽部异常感觉，如梗阻感、痒感、灼热感、球塞感、蚁行感等，常表现为咳之不出，咽之不下，时发时止的症状。患者大多数为中年人，以女性较多见。中医称"梅核气"。

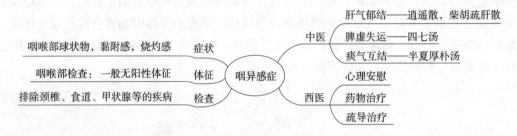

【临证备要】

1. 咽异感症有多种病因，临床上需要仔细检查，逐一排除。
2. 咽异感症主要病机是气机不畅，肝气郁结，肝郁乘脾，气机升降失调，痰气结聚咽喉。

【辨证论治要点】

本病之辨证应结合病因、全身症状尤其是精神情绪状况与局部症状综合分析，主要辨明肝郁气滞与痰气互结两个层面，用药有所侧重，同时注意调畅情志，耐心疏导，方能取效。

【临床案例】

胡某，女，37岁，职员，1987年8月7日初诊。患者因家庭不和睦，长期精神抑郁，于一次生气恼怒后不久，自觉喉中有物黏附，每因情绪不畅而加剧，咽中如梅核堵塞，吞之不下，吐之不出，胸闷不舒，胁肋胀痛，嗳气时作，善太息，不思饮食，作泛呕恶，舌淡、苔白滑或腻，脉弦滑。中医诊断为"梅核气"，乃痰气互阻所致。以半夏厚朴汤加减，处方：半夏10g，茯苓10g，川厚朴10g，紫苏梗10g，郁金10g，香附10g，桔梗10g，威灵仙10g，射干6g，生甘草6g，山豆根15g。水煎，每日1剂，分2次服。复诊：连服10剂而告愈。随访2年，未见复发。

　　按："梅核气"属《金匮要略》妇人杂病之一，为临床上较为常见的疾病，属中医学"郁证"范畴。病机特点是气滞痰凝血瘀，辨证以气滞、痰凝为主，但久病必瘀，故血瘀亦不能忽视《金匮要略》半夏厚朴汤为治梅核气的主方，尤宜于痰湿偏盛者，以咽中如有物阻、舌苔白腻、脉弦滑为辨证要点。方中半夏化痰开结、和胃降逆，厚朴行气开郁、下气除满，同为主药；紫苏梗助半夏、厚朴宽胸畅中、宣通郁气；茯苓助半夏化痰，生姜助半夏和中止呕，同为辅佐药。诸药合用，辛以散结，苦以降逆，则痰气郁结之证，自可解除。梅核气多因情志郁结所致，如气机郁滞甚者，可酌加疏肝理气药物，如柴胡、香附、郁金、青皮等，或配合逍遥散加减应用。本方药多苦温、辛燥，仅适宜于气郁痰结者。如属阴亏津少或阴虚火盛，阳偏亢或气郁化火之证，则不宜用。

（摘自《刘渡舟梅核气医案》）

【检查操作】

　　1.一般检查法　检查软腭有无肥厚、占位、充血、水肿。悬雍垂是否过长和分叉。腭弓有无充血、水肿、肥厚，是否有新生物，如乳头状瘤。咽柱是否肥厚、充血。扁桃体有无红肿、新生物、瘢痕，以及扁桃体窝触诊排除茎突综合征。

　　2.纤维鼻咽喉镜检查　了解有无鼻咽部腺样体肥大，鼻咽部肿物，会厌有无囊肿，尤其是声带肉芽肿，杓间区有无黏膜增生、肥厚，排除咽喉反流性疾病。

　　3.影像学检查　茎突三维 CT 重建，排除茎突综合征等疾病。

第二十章　阻塞性睡眠呼吸暂停低通气综合征 ▷▷▷

阻塞性睡眠呼吸暂停低通气综合征（OSAHS）是指睡眠时上气道反复发生塌陷、阻塞引起的睡眠时呼吸暂停和通气不足，伴有打鼾、睡眠结构紊乱，频繁发生血氧饱和度下降、白天嗜睡等症状。各年龄段均可发生，可导致高血压、冠心病、脑血管意外等心脑血管疾病，以及内分泌、神经和精神等系统损害。中医称为"鼾眠"。

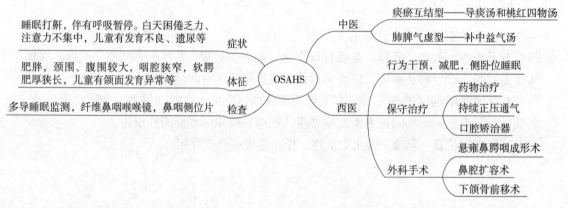

【临证备要】

1.鉴别外周性和中枢性睡眠呼吸暂停。多导睡眠监测对诊断和鉴别诊断阻塞性睡眠呼吸暂停低通气综合征具有重要作用。

2.综合干预是治疗阻塞性睡眠呼吸暂停低通气综合征的关键。

【辨证论治要点】

本病的辨证要结合病程、年龄、病情轻重程度等综合分析。成年患者多素体肥胖，饮食不节，痰湿上阻于气道，壅滞不畅，痰气交阻而发为"鼾眠"，治法以化痰散结，活血祛瘀为主；儿童患者多先天脾胃不足，加之饮食不节而耗伤脾胃阳气，出现中焦脾胃虚弱之候，治法以健脾益气，开窍醒神为主。

【临床案例】

李某，女，5岁。初诊时间：2017年1月26日。其母代诉：患儿元旦前数天曾患感冒，夜睡鼾声大1个月，到西医院诊治后，确诊为腺样体肥大，建议手术治疗，因畏惧手术，寻中医诊治。来诊时症见：睡眠打鼾，鼾声较大，张口呼吸，夜睡不宁，鼻塞，流浊涕，咳嗽，痰多、色白，患儿形体偏瘦弱，纳差，二便尚调，舌质淡红、苔白，脉细。检查：双鼻腔见脓涕。双扁桃体Ⅱ～Ⅲ度大，无明显充血。中医诊断：小儿鼾眠，证属肺脾气虚，痰聚清窍。治法：益气健脾，化痰散结。处方：五指毛桃、熟党参、茯苓、浙贝母、枇杷叶、紫苏叶、瓜蒌子、扁豆花各 10g，白术、防风、辛夷花、白芷各 8g，谷芽 20g，生甘草 3g，7 剂，每天 1 剂，水煎服，分 2 次服用，每次 100～150mL。外治法：复方辛夷滴鼻液 1 支，每天 3 次，每次 1～2 滴。调护：嘱忌食生冷、炙煿及肥甘厚腻之品，注意保暖，预防感冒。

按：本例患儿体质较虚弱，平时易患感冒，多为肺脾气虚。一为肺气虚弱，卫表不固；一为脾气不充，脾湿困内。患儿鼻塞流浊涕，咳嗽痰多，表明痰浊之邪较盛，故治法以益气健脾，化痰散结为主，方以玉屏风散合四君子汤加减，鼻塞流涕加辛夷花、白芷芳香通窍；咳嗽痰多加浙贝母、枇杷叶、紫苏叶、瓜蒌子宣肺化痰，扁豆花化湿解表，谷芽健胃醒脾。经过调治，患儿鼻塞减轻，涕少，无咳嗽，表明痰浊之邪渐除。

（摘自《王士贞治疗小儿鼾眠经验介绍》）

【检查操作】

1. 一般检查　测量患者身高、体重，计算 BMI 指数，测量颈围和腹围等。观察成人有无嘴唇外翻、肥厚、青紫以及小下颌畸形；儿童有无腺样体面容、牙列不齐、张口呼吸等。

2. 压舌板检查　观察有无咽腔左右径（尤其是直径＜2cm）和前后径狭窄，扁桃体有无肥大，是否为包埋性扁桃体，悬雍垂是否过长，软腭厚度、长度、是否塌陷等，以及舌位和扁桃体大小，进行 Friedman 评分。

3. 纤维鼻咽喉镜检查　Muller 实验：平静呼吸和捏鼻深吸气时，内镜评估软腭平面和舌根平面的狭窄程度。睡眠内镜能真实反映患者睡眠时上呼吸道塌陷情况，为阻塞平面准确定位提供依据。

4. 鼻咽侧位片　鼻咽部 X 线侧位片依然是临床诊断儿童腺样体肥大的最常用方法。

5. 多导睡眠监测　多导睡眠监测是国际公认的睡眠呼吸暂停综合征诊断金标准，主要用于诊断睡眠呼吸障碍，包括睡眠呼吸暂停综合征、鼾症、上气道阻力综合征，也用于其他睡眠障碍如失眠、发作性睡病的辅助诊断。包含脑电（分析睡眠结构）、眼电、下颌肌电、口鼻气流和呼吸动度、心电、血氧、鼾声、肢动、体位等多个参数。多导睡眠图监测仪不仅可判断疾病严重程度（表 20-1），还可全面评估患者的睡眠结构。多导睡眠监测应在睡眠呼吸实验室中进行至少 7 个小时的数据监测，并以监测结果为依据制订个性化治疗方案。

表 20–1　成人阻塞性睡眠呼吸暂停病情严重程度分度

严重程度	呼吸暂停低通气指数（AHI/ 次）	最低血氧饱和度（SaO$_2$%）
轻度	5～15	85～90
中度	15～30	80～85
重度	≥ 30	< 80

【治疗操作】

多导睡眠呼吸监测

1. 操作步骤

（1）患者着睡衣，取坐位或者站位。

（2）将睡眠监护设备固定于患者胸部和腹部，在头部和颌面固定电极片，将电极及信号采集器按规则连接在监护设备上。

（3）安装鼻导管并固定于耳后，并将血氧饱和度监测仪固定于拇指上，

（4）将电极片固定于小腿上，测试腿部活动情况。

（5）电脑端或者移动终端进入程序，录入患者基本信息。

（6）待图形行走整齐后，点击"记录"按钮，记录图形。

2. 睡眠监测注意事项

（1）检测前约 1 周请保持规律的作息时间，停用可能影响睡眠的药物。

（2）检测当天，勿饮用茶、咖啡、可乐、巧克力等饮品，白天尽量避免睡觉。

（3）睡眠监测中避免过度走动，或者离床时间过久，以免影响睡眠监测结果。

第二十一章 喉外伤 ▷▷▷▷

喉外伤是指喉部被暴力致伤，导致喉部组织结构出现破损、出血、呼吸困难、声音嘶哑以及失声等情况。

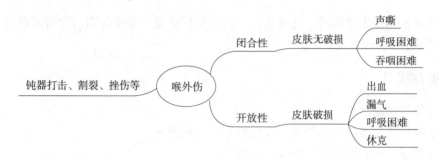

【临证备要】

1. 喉外伤分为闭合、开放两类，严重者均可影响呼吸，产生危急情况，属于喉科危急重症。

2. 治疗要根据外伤类型、部分、损伤程度、有无呼吸困难选取相应的治疗方案。

【辨证论治要点】

本病应全面诊查，了解病因以进行针对性治疗。属于钝器所伤致瘀血存内者，常以活血消肿、散瘀止痛为治则进行治疗。锐器所伤致皮肉破损者，以外治为主，酌情配合内治。严重外伤导致呼吸困难者，应解除气道梗阻，待呼吸通畅后再行辨证施治。

【临床案例】

患者，李某，男，20 岁。在训练过程中，由于左侧甲状软骨处撞至铁架，使颈前区喉结右偏，伴声嘶，喉部疼痛，说话或吞咽时疼痛加重，并向耳部放射；同时伴说话费力，痰中带血，无气短、咳嗽、心慌及出冷汗等症状。门诊查体：颈部皮肤完整，无红肿、淤青及肿胀；颈前外观畸形，喉结明显偏向右侧。甲状软骨板左侧触及凹陷，轻压有痛感；右侧明显凸起。电子喉镜检查：双侧环构关节及环甲关节未见脱位，双侧声带运动正常，声带闭合不全。CT 检查：左侧甲状软骨板局部塌陷，右侧甲状软骨向右翘起，环状软骨未见损伤。诊断为闭合性喉外伤及甲状软骨骨折。处理：给予严密观察，嘱患者保持安静，进流食，减少吞咽动作，辅以气道湿化及糖皮质激素治疗，并做好气管切开、手术探查准备。伤后 1 月余，声嘶较受伤后稍有改善，颈前区畸形无改善，未出现喉狭窄表现。

按：闭合性喉外伤相对开放性喉外伤更加隐蔽，且早期易被忽略，但喉部是重要的呼吸通道，无论是肿胀、脱位、骨折等任何原因导致喉狭窄都有可能引起呼吸困难、窒息等危重症。因此，闭合性喉外伤的治疗原则是挽救患者生命，保持呼吸道通畅，防止窒息；详尽探查，做好手术准备；在术后尽可能恢复喉外形，预防喉狭窄等并发症。

（摘自《军事训练致闭合性喉外伤 1 例》）

【检查操作】

查看患者基本生命体征、呼吸状态、局部损伤情况。必要时辅助以间接喉镜、纤维喉镜、颈部 X 线、CT 检查等。

【治疗操作】

喉外伤清创缝合术

1. 目的　清理喉部外伤创面，缝合修复损伤软组织。

2. 适应证　开放性喉外伤中的浅表外伤。

3. 相对禁忌证　闭合性喉外伤，伴有严重出血、休克以及窒息等严重危及生命者（请先按外科原则处理出血、休克、窒息）。

4. 操作前准备　外科缝合包、2% 利多卡因、0.9% 氯化钠溶液（生理盐水）、双氧水、纱布。

5. 操作步骤

（1）清理创面：生理盐水或双氧水反复冲洗创面，去除血块、异物。

（2）沿切口周围注射 2% 利多卡因溶液，分层缝合皮肤、皮下软组织。

（3）根据术腔大小，必要时放置负压引流管，并在 48 小时后拔除。

（4）纱布包扎创面。

6. 注意事项

（1）伴有感染的喉开放性外伤，应切除坏死组织并充分抗感染后再行缝合。

（2）如伴有喉体损伤应及早进行手术修复，保护喉功能。

（3）若合并气胸等需联合胸外科进行协助处理。

（4）无论在操作前、操作过程中均密切注意患者体征尤其是呼吸状态的变化，时刻准备应对呼吸困难等急症。

第二十二章　喉炎症 ▷▷▷▷

第一节　急性会厌炎

急性会厌炎是声门上区以会厌为主的急性喉炎，故又称急性声门上喉炎，成人、儿童均可发病，冬春季多见，该病发病急，会厌肿胀剧烈，症状显著，小儿患者由于喉腔小，黏膜下组织疏松，患病时肿胀甚，极易造成呼吸困难、窒息，甚至来不及抢救而死亡，当引起高度重视。急性会厌炎临床表现以咽喉剧痛、吞咽困难、语言含糊为主，会厌常肿胀如球样，并可形成痈肿。本病属中医学"急喉风""喉痈（会厌痈）"的范畴。

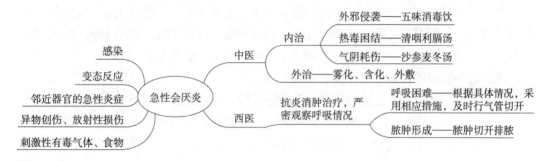

【临证备要】

1.本病为实热之证，临床首当辨明有无梗阻风险，其次有脓肿者要辨成脓与否，再辨病程阶段（初期、中期、后期）。

2.临床上凡遇有急性喉痛、吞咽疼痛、呼吸困难的患者，口咽部检查无特殊病变发现，或口咽部虽有炎症但不足以解释其严重症状者，应注意到本病，必须做间接喉镜检查，以防漏诊。

3.本病是喉科急、重症之一，病情发展极快，死亡率甚高，治疗原则为保持呼吸道通畅及抗感染。一般应将患者收住医院观察治疗。若有呼吸困难，应根据其具体情况，采用相应措施，及时行气管切开。若有脓肿形成，一般行脓肿切开排脓。

【辨证论治要点】

本病之辨证要结合病程、全身症状与局部体征综合分析，辨是否成脓乃辨证之关键，及时采取排脓治疗，对缩短病程至关重要。酿脓期：喉痛初起，外邪侵袭，热毒搏结，应以疏风清热，解毒消肿为主；成脓期：咽痛剧烈，热毒困结，化腐成脓，以泄热解毒，消肿排脓为主；溃脓期：气阴耗损，余邪未清，应以益气养阴，清解余毒为主。

【临床案例】

刘某，女，40岁，工人。初诊：主诉咽喉肿痛，吞咽困难，声音嘶哑3天。患者3天前突然出现咽喉肿痛，吞咽困难，口水外溢，呼吸困难，声音嘶哑，恶寒发热，胸闷心慌，无咳嗽。在当地门诊静脉滴注氧氟沙星、甲硝唑2天，症状无明显缓解。就诊时患者咽喉肿痛，梗阻感，异物附着感，声音嘶哑；发热恶寒，全身乏力，纳食差，寐差，大便秘结，小便黄，舌红，苔黄，脉滑数。专科检查：鼻黏膜暗红，双下甲稍大，鼻中隔左偏，双侧鼻道未见明显分泌物及新生物。咽部黏膜暗红；双侧扁桃体Ⅰ度肿大；鼻咽黏膜暗红；间接喉镜下舌根淋巴组织增生，会厌黏膜充血肿胀，会厌舌面黏膜肿胀暗红，喉黏膜充血肿胀，杓区黏膜水肿；双侧声带暗红肿胀，运动可，闭合稍差。

诊断：会厌痈（急性会厌炎）。

辨证：热毒痰火结聚证。

治法：泻火解毒，消肿散结。

处方：加味五味消毒饮合仙方活命饮加减。连翘12g，金银花15g，蒲公英15g，紫花地丁12g，野菊花10g，天葵子12g，栀子10g，薄荷10g，黄芩10g，防风10g，荆芥5g，牛蒡子12g，大黄10g，芒硝10g，白芷12g，桔梗5g，甘草5g。5剂，日1剂，水煎后稍凉服用，日2～3次，早晚分服。

二诊：5剂服完，热退痛减，咽部不适感减轻，声嘶好转，稍有咽部干燥感，面色正常，大便通畅。舌红，苔白偏干，脉弦细。专科检查：间接喉镜下舌根淋巴组织稍增生，喉黏膜暗红稍肿，会厌杓区黏膜水肿减轻；双侧声带暗红稍肿胀，运动可，闭合尚可。前方去大黄、芒硝，加天花粉10g，瓜蒌皮10g。5剂，水煎服，日1剂，早晚分服。

三诊：诸症已除，稍感乏力、恶寒，大便时干时稀。舌淡红，苔薄白，脉细缓。专科检查：鼻黏膜淡红，咽部黏膜淡红，喉黏膜淡红无肿胀，声带运动可、闭合可。辨证为肺脾不足，气阳虚弱，予补中益气汤加减。

处方：黄芪30g，白术10g，太子参15g，柴胡5g，升麻5g，当归12g，茯苓15g，陈皮5g，怀山药15g，玄参10g，麦冬12g，炙甘草5g。7剂，日1剂，水煎2次，分2次温服。

按语：会厌痈者，喉窍窒塞，发病急，进展快，救治不及，多致气绝身亡。多因患者膏粱厚味摄入太多，心膈肺胃积热甚多，痰火内盛，复因外感风邪引动，上攻咽喉，风火痰热壅闭喉窍所致。本案患者未及时正确救治，邪毒入里，热毒结聚，予以金银花、野菊花、蒲公英、紫花地丁、紫背天葵清热解毒，疏风散邪，配合外科圣方仙方活命饮清热解毒，消肿溃坚，活血止痛，表里兼治，疗效显著。

（摘自《田道法医案》）

【检查操作】

1. 间接喉镜检查 可见会厌黏膜充血、肿胀（尤以舌面为甚），或水肿如球，偶见伴有溃疡。如已形成会厌脓肿，则见局部隆起，其上有黄色脓点、脓头。声带及声门下区因会厌不能上举而难窥见。

2. 纤维喉镜或动态喉镜检查 若高度怀疑本病，而间接喉镜检查又不成功，可在不进行表面麻醉下使用纤维喉镜检查或动态喉镜检查以确诊。纤维喉镜下显示会厌充血肿胀（图 22-1）。

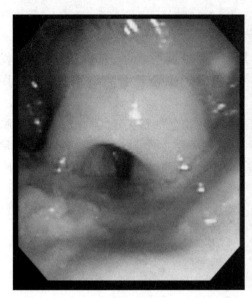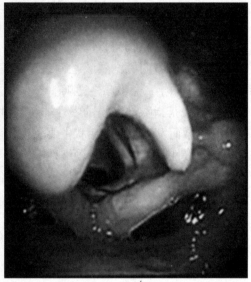

图 22-1 纤维喉镜下显示会厌充血肿胀

【治疗操作】

会厌脓肿切开排脓术

1. 目的 迅速控制感染，保持呼吸道通畅；减少抗生素药物的用量；减轻毒血症，缩短病程。

2. 适应证 急性会厌炎局部有脓肿形成。

3. 禁忌证 感染病灶尚未局限，不可过早切开，以免炎症扩散。

4. 操作前准备 ①物品准备：一次性换药包，直接喉镜，喉异物钳或长柄尖刀，吸引器，吸引管，0.1% 肾上腺素，脑棉，1% 丁卡因，0.9% 的生理盐水。②患者准备：检查血压、血糖、血常规、凝血功能。血压 140/90mmHg 以下，血糖、血常规、凝血功能在正常范围。③操作者准备：戴口罩、帽子、无菌手套。告知患者即将进行的操作。并签署操作知情同意书。

5. 操作步骤 ①患者取仰卧垂头位，肩下垫枕或由助手抱头。用 1% 丁卡因行咽喉部表面麻醉。麻醉 2 ~ 3 次至患者无明显咽反射及疼痛不适感。②用直接喉镜将舌根压向下颌下颈前处，暴露会厌脓肿的部位，用长柄尖刀或喉异物钳将脓肿最膨隆处切开或咬破，排出脓液。③如脓液较多，立即用吸引器吸之。如有出血，可以 0.1% 肾上腺素生理盐水脑棉压迫止血。

6. 注意事项 ①切口不宜过大，以免损伤血管引起大出血。②应随时做好吸引准备，以防脓液或血液误入呼吸道引起窒息。③止血过程中应注意钳紧棉片，以防滑落。

7. 术后护理 ①操作完毕后患者应休息 15 分钟，无不良反应方可离去。②术后注意口腔清洁，以防继发感染。③术后注意半流质饮食，以防创面出血。

第二节　急、慢性喉炎

急性喉炎为喉黏膜的急性卡他性炎症，常为上呼吸道感染的一部分，也可单独发生，有时因大声喊叫、剧烈咳嗽而致。若发生于儿童，病情较为严重，易并发呼吸困难。本病属中医学"急喉喑"范畴。

慢性喉炎是指喉部黏膜的慢性非特异性炎症。可由急性喉炎迁延而成，也可因喉部持续受刺激而发病。临床症状主要表现为声嘶、喉部分泌物增加。一般可分为慢性单纯性喉炎、慢性肥厚性喉炎、萎缩性喉炎或干燥性喉炎几种类型。本病属中医学"慢喉喑"范畴。

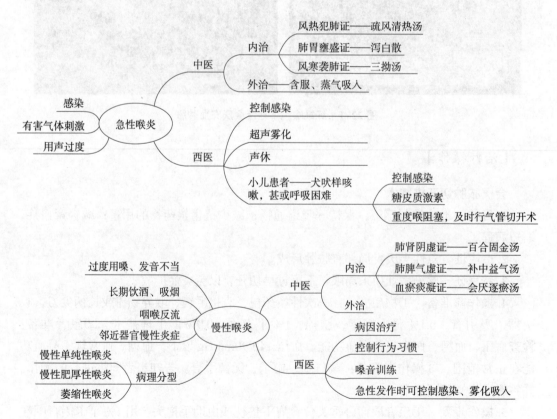

【临证备要】

1.急喉喑以疏风宣肺为治疗大法，或疏风清热，或疏风散寒；慢喉喑则重在滋阴、益气、活血化瘀。

2.急性喉炎应积极控制感染，防止转为慢性；小儿急性喉炎患者应注意呼吸情况，积极预防喉阻塞。

3.慢性喉炎应积极针对病因治疗。控制行为习惯，如避免长时间过度用声，戒除烟酒，清淡饮食，改善咽喉反流等亦是治疗关键，嗓音训练方法可以从根本上解决不良发声习惯，是目前治疗慢性喉炎最为有效、无创、简便的治疗方法。

【辨证论治要点】

急性起病者多属表实之证，但有寒热之分，故在辨证中重点辨明系风热犯肺或风寒袭肺，抑或表寒内热。咽喉红肿，多为风热之证；咽喉淡红或不红，多为风寒之证。慢性起病者以虚证居多。咽喉干燥少津，多为肺肾阴虚，阴精亏损之证；声嘶或语音低微，气短乏力，多为肺脾气虚之证；若出现语言难出、呼吸气粗、喉中痰鸣如锯等症，则有痰涎壅盛，阻塞气道之危重并发症的可能。

【临床案例】

罗某，女，28岁。初诊：初病感冒发热，头痛、咳嗽、咽痛，继而声音嘶哑，渐至完全失音。咽喉干燥，呼气灼热，小便赤涩，大便干结。诊查：咽黏膜充血色红，扁桃体Ⅰ度肿大，舌质深红，苔黄干，脉象浮数。

中医诊断：喉喑，风热犯肺证。

西医诊断：急性喉炎。

治法：疏风宣肺，清热解毒。

方药：银翘散加减。牛蒡子9g，金银花12g，连翘9g，蝉蜕6g，蒲公英12g，玄参15g，麦冬12g，桔梗12g，甘草6g。3剂，水煎服，每日1剂。

二诊：服药3剂后，语音已出，发热已退，头痛、咳嗽减轻，咽干转润，呼气清爽，其他症状均有所好转。药已中病，仍守原方服药3剂。

三诊：语音恢复正常，上述诸症消失而告愈。

按：本例失音是因风热犯肺，壅塞气道，肺气失宣，热郁化火，上蒸咽喉而致声音全失。方中以桔梗、甘草、牛蒡子、蝉蜕疏风清热，宣肺利咽；用蒲公英、金银花、连翘等苦寒之品清热解毒；然火热之邪最易伤阴耗液，故又以玄参、麦冬清热生津润肺。诸药合用，共奏疏风清热、宣肺利咽之功，使声道通畅，咽喉清利而告愈。

（摘自《陈伯勤医案》）

【检查操作】

1. 间接喉镜检查 检查方法见第十七章第一节急性咽炎。急性喉炎者可见喉部黏膜弥漫性充血、肿胀，声带由白色变为粉红色或红色，有时可见声带有黏膜下出血。但两侧声带运动正常。

慢性喉炎者可见喉黏膜呈现弥漫性充血、红肿，声带失去原有的珠白色而呈粉红色。边缘变钝，闭合不紧，表皮附有稠厚黏液，常在声门间连成黏丝。或声带肥厚，表面粗糙不平，可呈结节状或息肉样，声带不能向中线靠拢而闭合不良，室带亦常肥厚粗糙不平，可遮盖部分声带。或喉黏膜变薄、干燥，严重者喉黏膜表面有痂皮形成，声带可变薄、松弛无力，发音时两侧闭合不全。

2. 纤维喉镜检查 第十七章第一节急性咽炎。

3. 动态喉镜检查 动态喉镜是利用物理学原理通过频闪光源代替平光使高速振动的声带变为肉眼可见的慢速运动，使我们能观察到声带黏膜上的细微病变，可以观察声带振动的频率、幅度、黏膜波、对称性及周期性等，是目前诊断评估喉部疾病最为常用、精确的检查手段。（图 22-2）

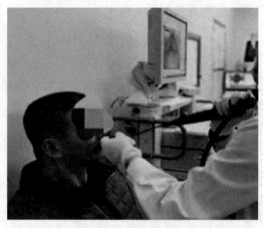

图 22-2 动态喉镜检查

检查方法如下：

（1）0.1% 肾上腺素对鼻腔喷雾 3 次，1% 丁卡因做咽部及喉部喷雾 3 次。

（2）患者端坐位，头后仰，术者左手握持镜柄，拇指控制弯曲调节钮，在直视下从鼻腔插入镜体，镜体末端向下弯曲，可见会厌和声门的远景像。继续推进镜体达会厌缘，以末端弯曲部向前推动会厌，进入喉前庭，可以窥视假声带、喉室、声带、梨状窝等结构，继续推进，通过声门，可见声门下区。

（3）让受检查者发自然胸声区稳态元音"i" 3 秒以上，仔细观察声带的振动及黏膜波情况，计算机以每秒捕获 25 帧图像的速度录制检查全过程，然后进行回放、分析、诊断及图像打印。

（4）注意事项：检查后 2 小时内禁饮、禁食，以防发生误吸性肺炎。

急性喉炎者可见喉部黏膜弥漫性充血、肿胀，声带由白色变为粉红色或红色，有时可见声带有黏膜下出血。但两侧声带运动正常。

慢性喉炎者可见喉黏膜呈现弥漫性充血、红肿，声带失去原有的珠白色而呈粉红色。边缘变钝，闭合不紧，表皮附有稠厚黏液，常在声门间连成黏丝。或声带肥厚，表面粗糙不平，可呈结节状或息肉样，声带不能向中线靠拢而闭合不良，室带亦常肥厚、粗糙不平，可遮盖部分声带。或喉黏膜变薄、干燥，严重者喉黏膜表面有痂皮形成，声带可变薄、松弛无力，发音时两侧闭合不全。（图 22-3）

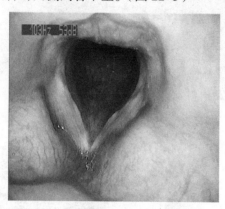

图 22-3 动态喉镜检查显示慢性喉炎

【治疗操作】

嗓音训练

1. 目的 协调发声器官、呼吸动力器官、构音器官、共鸣器官的协同发声作用，缓解紧张的发声方式，减轻发声器官的压力，增强发声功能，改善音质。

2. 适应证 喉良性增生性病变（慢性喉炎、声带小结、声带囊肿、声带息肉等）；声带麻痹、声门关闭不全、功能性发声障碍（肌紧张发声障碍、痉挛性发声障碍、男生女调、癔症性发声等）。

3. 操作步骤

（1）放松训练：①包括扩胸运动、肩膀提升、背部延伸、颈部延伸等运动放松颈、肩、背部肌肉，运动时用鼻吸气，用口吐气。②喉部按摩：以双手拇指指腹分别在颈前部第一侧线即喉结旁开一分处直下；第二侧线即第一、第三侧线中间直下和第三侧线即喉结旁开一寸半直下进行纵向推拿。按摩甲状软骨的两侧后缘和舌骨大角处（图 22-4）。③声带放松打嘟训练：由横膈膜扩张产生气流冲击声带，使声带振动，同时又受到放松的双唇阻爆而形成一连串的"嘟噜嘟噜"声。

（2）呼吸训练：凸腹凹腹练习。丹田位于脐下 3 寸，训练时先深吸气至丹田—凸腹，呼气—凹腹。最长时间发"shi"音。

（3）共鸣训练（图 22-5）：用共鸣腔发出"m"音来练习发音，体会嘴唇前的震动感及喉部放松的感觉。用舒服的音调拉长发"mmm"，逐步过渡到发字：妈，咪，摸，木；词：慢步，某人，眉毛；句：妈妈改名字，猫咪很可爱，等等。

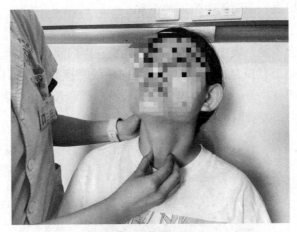

图 22-4　喉部按摩法

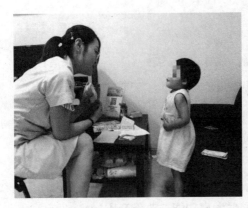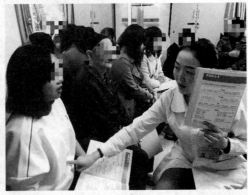

图 22-5　共鸣疗法

（4）构音器官训练：①颌部放松：纵向张嘴，类似打哈欠，停留五秒；横向张嘴，提笑肌，停留五秒。②舌部放松：勾卷舌，舌体自然伸出口腔，舌尖用力顶上列切牙牙龈、硬腭、软腭直至悬雍垂，然后再舌尖用力顶住下列切牙牙龈以锻炼舌头的灵活性。舌体放松法还包括用舌尖顶两颊以及舌尖在唇内环绕等。③唇部放松：双唇闭住，大幅度进行咀嚼运动；嘴唇做上下左右的旋转运动。

4. 疗程　每 7 天训练 1 次，4～6 次为 1 个疗程。

第三节　声带小结

声带小结是指结节性声带炎，又称歌唱者小结或教师小结。典型的声带小结为双侧声带前、中 1/3 交界处对称性结节状隆起。本病属中医学"慢喉喑"范畴。

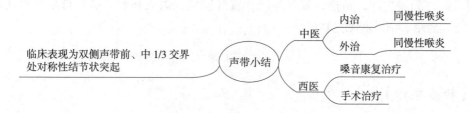

临床表现为双侧声带前、中 1/3 交界处对称性结节状突起 — 声带小结 — 中医 — 内治 — 同慢性喉炎 / 外治 — 同慢性喉炎 — 西医 — 嗓音康复治疗 / 手术治疗

【临证备要】

1. 药物结合嗓音康复训练是治疗声带小结的最佳治疗方案（尤其儿童），通常患者嗓音质量可明显改善。

2. 保守治疗 6 个月以上无效者也可考虑手术治疗（局麻经纤维喉镜或全麻支撑喉镜下切除病灶）。

【辨证论治要点】

声带小结多属虚证或虚实夹杂，治法以滋阴为主，或以益气为要；实者则行气活血化痰。患者声嘶症状超过 2 周一定要详细询问病史并细致检查，纤维喉镜或动态喉镜是诊断喉暗必不可少的工具，以排除喉部的恶性病变。慢喉暗患者应积极针对病因治疗，禁食辛辣刺激之物以及避免过度用嗓通常能取得良好疗效。若条件允许，应尽早进行嗓音康复训练，通过调整患者不良行为习惯及发声模式来改善嗓音质量。

【临床案例】

患者张某，男，40 岁，2014 年 11 月 20 日初诊。患者症状为反复声音嘶哑 3 个月，音调低沉，时轻时重，说话费力，喉内异物感，咽干不欲多饮。查体：喉部黏膜暗红，双侧声带前、中 1/3 交界处对称性小突起，表面光滑，发音时声门闭合不全。舌暗红，苔薄白，脉涩。

中医诊断：慢喉暗。辨证：痰凝血瘀。

西医诊断：声带小结。

中医治法：活血化瘀，行气散结。

处方：桃仁 10g，赤芍 10g，生地黄 10g，当归 10g，柴胡 10g，枳壳 10g，玄参 10g，桔梗 10g，甘草 5g，蝉蜕 10g，木蝴蝶 10g，猫爪草 10g。共 7 剂，水煎服，日 1 剂。

二诊：1 个疗程后复诊，声音明显好转，无说话费力，喉内异物感基本消失，继服 7 剂。

三诊：发音明显亮朗，电子喉镜检查声带小结消失，声门闭合良好。

按：患者因声嘶日久，余邪滞留喉窍阻滞脉络，脉络受损而气血不畅成瘀，气滞水停不行成痰，痰凝血瘀阻于声门，妨碍声门开合，久发为暗。本方以会厌逐瘀汤为主方，方中桃仁、赤芍、当归活血化瘀；枳壳、柴胡一升一降，舒畅气机；生地黄、玄参养阴清热，润燥生津；桔梗、甘草为伍，宣肺祛痰，泻火利咽。诸药合用共奏活血化瘀、行气散结、消肿利咽之功。

（摘自《李云英教授治疗慢喉喑验案举隅》）

【检查操作】

纤维喉镜检查　操作方法见第十七章第一节急性咽炎。

【治疗操作】

经纤维喉镜声带小结切除术
1. 目的　将声带小结完整切除，从而达到改善嗓音质量的目的。
2. 适应证　声带小结。
3. 相对禁忌证　对麻药过敏或有严重的心脑血管疾病患者。
4. 操作前准备　丁卡因、纤维喉镜、活检钳。
5. 操作步骤　①局部麻醉：用1%丁卡因2～3mL行鼻腔及喉腔黏膜表面麻醉，同时鼻腔用0.1%盐酸肾上腺素收缩。②切除病变：待麻醉满意后将活检钳经纤维喉镜钳道置入术区，调整活检钳方向并将病灶完整切除。
6. 注意事项　钳取组织时动作应轻柔，切莫钳夹过多组织造成组织缺损。

第四节　声带息肉

声带息肉是好发于一侧声带前、中1/3处边缘的肿物，属喉部常见的慢性疾病。临床主要表现为声音嘶哑，讲话费力。本病属中医学"慢喉喑"范畴。

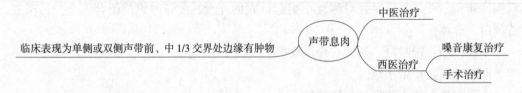

【临证备要】

1. 慢喉喑多因脏腑失调或用声不当导致，治疗本病需以辨证施治为原则，辨其是气虚、痰浊或气滞血瘀痰凝等，再配合相应的治法方药。
2. 病程较短的早期声带息肉可以采取保守方法治疗（药物或嗓音训练）。保守治疗无效者应及时手术，但术后必须进行嗓音康复训练以防止病变复发。

【辨证论治要点】

同声带小结。

【临床案例】

患者张某，女，25 岁，教师，2014 年 11 月 9 日初诊。平素用声过度，声音嘶哑 9 周，劳累多语后加重，说话费力，不能发高音，痰黏着感，无咳嗽，面色不华，头昏重感。查体：双侧声带息肉样变，运动可，声门闭合欠佳，舌淡胖，苔白腻，脉滑。

中医诊断：慢喉喑。辨证：脾气亏虚，痰浊上扰。

西医诊断：声带息肉。

中医治法：健脾渗湿，化痰散结。

处方：陈皮 5g，法半夏 10g，茯苓 15g，甘草 5g，党参 10g，白术 10g，咸竹蜂 1g，木蝴蝶 10g，猫爪草 10g，僵蚕 10g，人参叶 10g。共 7 剂，水煎服，日 1 剂。

二诊：1 个疗程后复诊，声音明显改善，声带肿胀较前明显减轻，继服 7 剂。

三诊：声音正常，电子喉镜检查声带肿胀消失，声门闭合良好。

按：患者因脾气亏虚，无力鼓动声门而发喉喑。脾为生痰之源，脾失健运则津液停滞，日久为痰，即所谓"脾生湿，湿困脾"。《素问·至真要大论》云："诸湿肿满，皆属于脾。"本方以六君子汤为主方，党参、白术、茯苓益气健脾祛湿；法半夏、陈皮健脾化痰；僵蚕祛痰散结开音；木蝴蝶疏风开音利喉并使药物直达病所。诸药合而用之，脾气健旺，传输精微之职正常，和调五脏，上济咽喉，音开声弘。

（摘自《李云英教授治疗慢喉喑验案举隅》）

【检查操作】

纤维喉镜检查　见第十七章第一节急性咽炎。

第二十三章　声带麻痹 ▷▷▷▷

声带麻痹为喉返神经受损引起的声带运动障碍。单侧声带麻痹表现为声音嘶哑和饮水呛咳；双侧声带麻痹可引起吸气性呼吸困难。本病属中医学"慢喉喑"范畴。

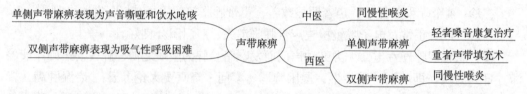

【临证备要】

1. 声带麻痹可分为单侧声带麻痹与双侧声带麻痹，单侧声带麻痹的症状通常为声音嘶哑，部分患者可伴有吞咽困难。在无法明确的情况下做从颅底到胸腔的 CT 或 MRI 检查是很有必要的。

2. 双侧声带麻痹的症状为呼吸困难，通常无发声障碍，其治疗的重点在于扩大气道，同时将嗓音功能的负面影响降到最低。

3. 声带麻痹患者应积极查明病因，禁食辛辣刺激之物并避免过度用嗓。症状较轻者应尽早进行嗓音康复训练，通过调整患者发声模式来改善嗓音质量。

【辨证论治要点】

同慢性喉炎。

【临床案例】

患者李某，38 岁，因"声音嘶哑 6 个月"至门诊就诊。患者 6 个月前因神经鞘膜瘤在外院行开颅手术，术后第 2 天即出现左侧声带麻痹，后症状一直无改善。门诊喉镜显示左侧声带运动障碍。

诊断：1. 声带麻痹（左侧）；2. 神经鞘膜瘤术后。

首先建议患者行嗓音康复训练，经 3 个月的治疗后患者症状稍有改善，但发声时患者气息声仍非常明显，且患者述打电话时无法进行正常沟通交流。与患者充分沟通后，患者希望手术治疗以改善嗓音质量。患者入院后在全麻下行声带脂肪注射手术，术后 1 周安全出院，术后禁声 2 周。术后 6 个月随访时发现左侧杓区出现肉芽肿，考虑为发声时过度用力所致，遂给予埃索美拉唑镁肠溶片 20mg，口服，每日 2 次，治疗 3 个月后肉芽肿消失。后继续随访 30 个月，患者嗓音质量均保持良好。

按：该患者为单侧声带麻痹，有明确的颅内手术病史，观察 9 个月后症状无缓解，且经嗓音康复训练后嗓音治疗改善不明显。经口支撑喉镜下脂肪注射取得良好疗效。

（本病例为成都中医药大学附属医院就诊患者）

【检查操作】

1. 一般检查法

（1）专科检查：①耳、鼻、咽喉部；②颈部：甲状软骨、环状软骨、甲状腺、颈部淋巴结及新生物；③颅底（后组颅神经）：舌运动——舌下神经，胸锁乳突肌及斜方肌运动——副神经，软腭运动——迷走神经，吞咽功能——舌咽神经。

（2）纤维/动态喉镜检查。

2. 特殊检查法

（1）喉肌电图：是诊断声带麻痹的金标准，对于了解神经受损程度及鉴别神经源性运动障碍及环杓关节固定有重要价值。

（2）增强 CT/MRI 检查（颈、胸、颅底）：了解有无压迫喉返神经的占位性病变。

【治疗操作】

单侧轻度患者，可进行嗓音训练。具体方法见第二十二章第二节急、慢性喉炎。

第二十四章　喉异物 ▷▷▷▷

喉异物是异物梗于咽喉，导致以咽喉疼痛、吞咽不利为主要特征的疾病。本病属于中医学"骨鲠"范畴。

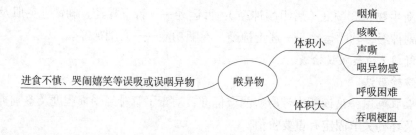

【临证备要】

1. 异物梗阻于咽喉，引起患者咽喉疼痛、呼吸及吞咽困难，是耳鼻喉科常见急、重症。

2. 较小、浅表、形态规则的异物可在喉镜引导下取出。体较大、位置深、形态不规则者需要手术治疗。

【辨证论治要点】

本病治疗除却取出异物外，还可采用"软坚散结、消骨鲠"原则进行治疗。若异物导致患部染毒，见红肿化脓者，以"清热解毒、消肿利咽"为治则，选用内服药物配合治疗。但异物较大或梗阻明显者仍需要及时取出，防止重症发生。

【临床案例】

某患儿，男，5岁。因食鸡骨梗阻食道，哭闹不止，在家曾服食醋数次，效果不佳来诊。经拍颈部X线侧位片示食道入口处异物存留，咽后壁肿胀。拟方：威灵仙20g，乌梅15g，桔梗15g，山楂15g，山柰20g，砂仁10g。共煎，取200mL，放少许砂糖，服药2剂后患儿自诉食道处无疼痛感。复查颈部侧位片示食道部未见异常。

按：方中威灵仙性咸，有软坚、消骨鲠的作用，乌梅、山楂性酸，有助于威灵仙发挥疗效，山柰有消食、止痛之功，桔梗性苦，利咽喉、排脓。现代药理学研究其治骨鲠的作用机理可能为威灵仙直接作用于平滑肌，增强其局部兴奋性，使其蠕动性更强。骨鲠后局部挛缩，应用威灵仙通过其抗组胺作用，使局部松弛，蠕动改变，从而使骨鲠易于松脱。

（摘自《中药治疗食道骨鲠1例》）

【检查操作】

根据异物病史，可选择喉镜检查、X线食管钡餐透视以及颈部CT。

【治疗操作】

纤维喉镜下咽喉异物的取出

1.目的 纤维喉镜下取出下咽部、喉内异物。

2.适应证 喉异物。

3.相对禁忌证 体积较大（远大于喉钳）或位置处于食道、气管内的异物。

4.操作前准备 纤维喉镜、异物钳、1%丁卡因。

5.操作步骤

（1）纤维喉镜检查：喉镜检查时，嘱患者仰卧，全身放松，平静呼吸。检查者位于患者头侧，持喉钳者位于持镜者右侧（体位、麻醉、置入喉镜方式细节参见第十七章第二节慢性咽炎）。随着喉镜导入，调节镜头方向，仔细检查舌根、梨状窝、会厌谷、杓会厌皱襞、声门区。

（2）定位异物：如患者咽反射敏感，此时可在喉镜引导下予以少量黏膜表面麻醉剂（1%丁卡因）滴入，以减轻患者咽部感觉。

（3）抓取异物：持钳者张开弹性喉钳，根据异物的位置调整开口方向，在与持镜者的配合下逐步靠近异物。咬牢异物后喉镜与喉钳同步退出于鼻腔，将异物取出。

6.注意事项 操作结束后嘱患者2小时内勿进食、饮水以及漱口，避免引起误吸、呛咳。同时，注意喉镜及喉钳的清洗、酶洗以及消毒。

第二十五章　喉阻塞 ▷▷▷▷

喉阻塞是因风热痰火、异物外伤等因素导致的以吸气性呼吸困难为主要特征的危急重症。本病属于中医学"急喉风"范畴。

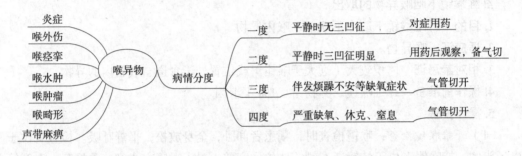

【临证备要】

1. 本病以吸气性呼吸困难为最典型症状，严重者可发生窒息性死亡，属于耳鼻喉科的急危重症。

2. 本病治疗以保证呼吸道通畅为原则，根据喉阻塞的分级，准确选取相应的诊疗方案。

【辨证论治要点】

本病主要以实证为主，辨证多见"风热外袭，热毒内困""热毒熏蒸，痰热搏结""风寒痰浊，凝聚咽喉"。在辨证论治过程中，需要仔细检查患者面、色、脉及呼吸情况，急则治其标，缓则治其本，并根据相应证型选取合适的治则、治法。如果患者呼吸困难明显，应迅速解除呼吸困难症状，待缓解后再行辨证施治。

【临床案例】

某男孩，4岁，身热咽红，气急痰齁，咳声如破竹，故来诊。诊查：脉数，舌苔腻白，面色稍紫，视之关下，未见白腐，良由风寒伏肺，兼之痰滞盘踞，喉风来势，防其涌塞生变。

处方：射干5g，水炙麻黄2g，炙紫菀5g，款冬花5g，制半夏6g，苦杏仁10g，陈皮5g，枳壳5g，粉甘草3g。水煎服。

二诊：昨服药后得畅汗，热势较低，气息渐平，咳声重浊，偶一唾出脓痰。脉滑而数，舌苔腻，面色转红，仍依前法，加减治之。原方加前胡 5g，枇杷叶 10g（布包），麻黄减为 1.5g。

三诊：咳痰较畅，鼽喘已平，声音仍然欠扬，咽红尚未全消，幸热已退尽，余症均减，仍当清化肺胃，不致复剧为佳。处方：射干 5g，黄郁金 5g，白桔梗 5g，苦杏仁 10g，浙贝母 6g，粉甘草 3g，枳壳 5g，信前胡 5g，枇杷叶 10g（包）。水煎服。

按上方连服 2 剂，即停药而痊。

按：喉风命名十分繁杂，广义的喉风，泛指一切喉症，狭义的则指有痰声、犬吠声、哮吼声、拽锯声者。在喉风治疗中，主要以单纯喉风与白缠喉风为主，二者同是有哮吼之声，但前者轻，后者重。从西医学角度来讲，前者大致与今日之急性喉炎、声门水肿等相仿，而后者则属白喉范畴。中医讲辨证论治，临床有其证即可用其药。

（摘自《中国百年百名中医临床家丛书·耿鉴庭》）

【检查操作】

喉部检查法（见第二十二章第二节急、慢性喉炎）。体格检查：胸骨上窝、锁骨上窝、肋间隙（包括剑突下）吸气时皮肤凹陷，又称"三凹征"。全身方面注意血氧饱和度、心率等基础生命体征监测。

【治疗操作】

气管切开术

1. 目的 迅速切开气管，解除喉阻塞，恢复气道通畅。

2. 适应证 喉阻塞。

3. 相对禁忌证 张力性气胸、右心衰竭、肺部疾患所致的呼吸困难。

4. 操作前准备 气管切开包、2% 利多卡因、0.1% 肾上腺素、吸痰管、肩垫、开口纱布。

5. 操作步骤

（1）体位及麻醉：一般取仰卧位，肩下垫一枕头（垫肩），头后仰，保持正中位。常规消毒，铺无菌巾。一般采用局部浸润麻醉。耳鼻咽喉科通常采用 2% 利多卡因 5mL ＋ 0.1% 肾上腺素 3 滴作为局麻用药，同时起止血作用。对于昏迷、危重或窒息患者，若患者已无知觉，紧急情况下也可不予麻醉。

（2）切口位置：有纵切口和横切口两种。多采用纵切口，自甲状软骨下缘至接近胸骨上窝处，沿颈前正中线切开皮肤和皮下组织，切口上方以环状软骨下 1cm 为界，下方以胸骨上窝上一横指为限。

（3）暴露颈白线：切开皮肤、皮下组织及颈阔肌可以暴露颈深筋膜浅层，通常以颈前静脉作为标志。沿中线分离胸骨舌骨肌并利用血管钳向两侧牵拉，暴露颈白线，并沿颈白线继续分离以暴露气管组织。

（4）暴露气管环：用血管钳沿中线分离带状肌，暴露气管前筋膜，若峡部过宽，可在其下缘稍加分离，用小钩将峡部向上牵引，必要时也可将峡部夹持切断缝扎，以便暴露气管。

（5）切开气管环：确定气管后，一般于第 2～4 气管环处，用尖刀片自下向上切开 2 个气管环，刀尖勿插入过深，以免刺伤气管后壁和食管前壁，引起气管食管瘘。也可呈倒"U"字形切开气管前壁。

（6）插入固定气管套管：以弯钳或气管切口扩张器，撑开气管切口，插入大小适合，带有管芯的气管套管，插入外管后，立即取出管芯，放入内管，吸净分泌物，并检查有无出血。如果置入带气囊套管，需注意气囊充气，气管套管以带子系于颈部，打成死结以牢固固定。（套管固定前需一直用手固定）。

（7）缝合切口：根据切口大小，可予以切口上、下各选择性缝合 1～2 针。

（8）术毕：套管与皮肤之间置入开口纱布，检查套管稳定性。

6.注意事项 分离时动作轻柔，避免分离过度造成气胸、纵隔气肿，同时注意对胸壁及环状软骨的保护。

第二十六章　嗓音保健与康复 ▷▷▷▷

嗓音保健是指通过改变用嗓环境及不正确的用嗓习惯来维护发音器官的健康。嗓音康复是指通过一系列的治疗技术（如共鸣嗓音疗法、轻声嗓音疗法、喉部手法按摩等）协调发声系统（主要为呼吸和共鸣），从而改善嗓音质量，提高发声效率。

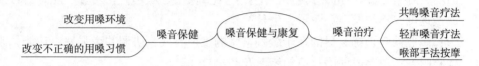

【临证备要】

1. 嗓音疾病的中医康复原则　勤锻炼，矫发音，慎起居，调饮食，适劳逸，养正气。

2. 嗓音康复治疗的适应证　声带良性增生性病变（声带小结、早期声带息肉、慢性喉炎等）；对于肌紧张性发声障碍、青春期变声障碍（男声女调）、声门关闭不全、单侧声带麻痹、痉挛性发声障碍等嗓音疾病也有良好疗效，但是需要患者主动配合并坚持 4～8 周治疗。

3. 嗓音康复治疗　是一种以患者为中心旨在调整患者不良行为习惯及发声模式的治疗方法，包括嗓音保健和行为治疗两部分。嗓音保健包括改变用嗓环境及不正确的用嗓习惯两部分。行为治疗又称为嗓音训练，通过一系列的治疗技术（如共鸣嗓音疗法、轻声嗓音疗法、喉部手法按摩等）协调发声系统（主要为呼吸和共鸣），从而改善嗓音质量，提高发声效率。

【辨证论治要点】

同慢性喉炎。

【临床案例】

患者韩某，14 岁，男性，因"音调过高伴声音嘶哑 2 年"就诊。既往无过度用嗓病史。曾在外院诊断为"慢性喉炎、声门关闭不全"，经药物治疗症状无改善。门诊喉镜检查：双侧声带光滑，活动度良好，呈纺锤状关闭不全。专科检查：甲状软骨位置较高，沿甲状软骨切迹向下按压后嘱患者发音，患者可发出接近正常频率声音。VHI：

16；GRBRS：G2R2B2R3S1。中医诊断：慢喉喑。西医诊断：青春期变声障碍。

初诊：为了保持整个发声系统的协调，我们需要放松与发声有关的各个部分，如胸背部肌群、颈肩部肌群以及喉部肌群。凸腹凹腹练习：腹式呼吸的要领就是俗称的"气沉丹田"，首先找到"丹田"的位置，将手的四指并拢，横向放置于脐下，小指下即为丹田的位置，将双手叠放在此处感受腹部的起伏。注意要领：深呼吸，用鼻吸气，用口吐气，吸气时凸腹，呼气时凹腹。呼吸时不要有抬肩挺胸的动作。

二诊：①分段练习：将左手放于丹田，右手放置于口前5cm处，先深吸气，在呼气的过程中发"shi"音，此时可感受到口中有气流冲击掌心，通过腹肌控制气息，将每一次的呼气发音平均分成一段、两段、三段、四段，练习时注意保持每段气息均匀，并保证每一段长度均匀。②发声练习：用上述方法配合发声并分段，注意缓慢，且均匀分配。演示：好，你好，你们好，你们都好。练习词语、短句，长句练习注意自行分段换气，放慢速度，均匀发声。演示：生日礼物。

三诊：鼻腔共鸣训练。目的在于缓解紧张的发声方式，协调并增强发声功能，改善音质。发哼鸣音；单字或词语；短句练习及共鸣吟诵。

四诊：训练时以半打哈欠的姿势，从发音点发 /a/、/u/、/i/ 音，要求每次发元音20秒以上，每次训练5分钟。并过渡到 /ha/、/hu/、/he/ 音，重复数次，发音应舒适、松弛、柔和。

按：青春期随体内性激素水平升高喉部快速长大，软骨支架超过声韧带的增长速度，甲状软骨与杓状软骨间距加大，声带被拉紧拉长而使高音上升成假声。针对该患者喉体位置较高且伴有发声时喉肌紧张，故采用呼吸训练结合嗓音共鸣训练进行嗓音康复治疗。共鸣嗓音疗法用最小的强度产生最大的效果（保持 0～0.5mm 的声门间距；120 mL/秒平均气流量；口腔前方的振动感），声音清晰，对声带的损伤降到最小，且发声舒适。患者经过 4 次训练后声音质量完全恢复正常。

（本病例为成都中医药大学附属医院门诊患者）

【检查操作】

1. 一般检查法　见第二十二章第二节急、慢性喉炎。

2. 特殊检查法

（1）动态喉镜检查：动态喉镜又名频闪喉镜，它能发出不同频率的闪光，照在声带上，用于观察发声时声带振动及黏膜波。通过该检查可了解声门闭合情况、声门上活动、声带振动幅度、黏膜波、未振动部位、声带振动对称性等信息。声带病变处的黏膜波减弱或消失提示声带出现器质性病变。

（2）嗓音声学测试：嗓音声学测试可用于嗓音的客观定量分析。检查时让患者发"e"音，通过麦克风将患者声音输入嗓音声学测试仪，该仪器可测出其基频（F0）；基频微扰（Jitter），即基音频率的变化率；振幅微扰（Shimmer），即基频振幅变化率。以上参数反映嗓音障碍的程度，可用于临床上对患者嗓音进行评估。

（3）喉肌电图检查：喉肌电图检查是用于了解喉神经及喉内肌功能的一种检查法。检查时将记录电极插入相应的喉内肌，用肌电图仪记录其自发电位和诱发电位，用来判断喉神经及喉内肌有无损害及损害的严重程度。

（4）窄带成像：在人体中，黏膜组织的主要色素缘于血红蛋白对蓝光吸收能力达到峰值，而对绿光吸收相对较弱。窄带成像技术通过滤除普通光中的红光，只释放出蓝光和绿光，从而增加了黏膜表层细微结构和黏膜下血管的对比度和清晰度。加装该系统的内镜可以清晰地显示黏膜表面微小病变，有助于咽喉部微小癌灶或癌前病变的早期发现与判断，有利于鉴别诊断喉部炎症、喉癌前病变和早期喉癌。

【治疗操作】

嗓音训练　见第二十二章第二节急、慢性喉炎。